目からウロコのおいしさ！

Oatmeal

Recipes for Health & Diet

オートミール
ヘルシー＆
ダイエットレシピ

料理 牛尾理恵　監修 松生恒夫（松生クリニック院長）

JN027810

主婦の友社

オートミールは調理が簡単で、
腸活やダイエットにおすすめの食材。
そんなオートミールの
メリットを生かして、
もっとおいしく、ヘルシーに！

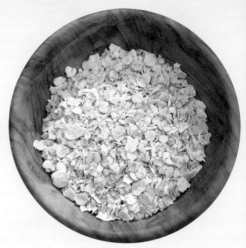

オートミールはふだんからよく食べていて大好きです。
仕事がら、食べることが多いせいか「なんとなく体が重い」と感じ始めたのが40歳少し前。一大決心をして、筋トレを中心とした運動＆食事管理にとり組み始めました。その中で出会ったのがオートミールです。

そんなわたしが思う、オートミールの推しポイントは
・**調理が簡単**
・**腸活におすすめ**
・**腹もちがいい**
の3点です。
「せっかく手軽に使える食材なのだから、
簡単なレシピを紹介したい！」
「体にいい栄養たっぷりのオートミールのよさを
生かすためにも、ヘルシーなレシピにしたい！」
と思い、今回のレシピを考えました。

オートミールは、ごはんを炊くのがめんどうなとき、ダイエットに疲れたときにもおすすめです。とにかく食べ方が簡単！ ヨーグルトや豆乳を入れて一晩おいておくだけの「オーバーナイトオーツ」や、熱湯を注ぐだけで作れるお茶づけなど。わが家では、ごはんを炊く時間がないときは、オートミールをお米がわりにした料理もよく作ります。

「オートミールっておいしいの？」「シリアルみたいな食べ方以外わからない」というかたに、ぜひこの本のレシピを試していただきたいです。そしてオートミールの魅力にハマっていただけたらうれしいです。

牛尾理恵

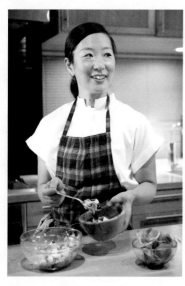
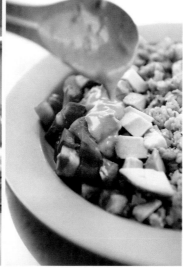
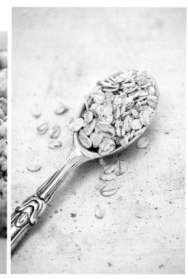

この本のレシピのこだわりポイント

糖と油は量より質！

せっかく体にいいオートミールを食べるのだから、使用する甘味料や油脂は少しこだわってみました。
・甘味料は砂糖を使わずに、糖質が控えめの**はちみつ**や**メープルシロップ**、**アガベシロップ**を使う
・油脂は**オリーブ油**や**ココナッツオイル**、または**ナッツ類**でとる

この本の中で使っている甘味料

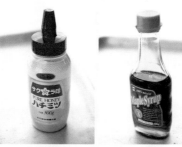
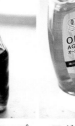
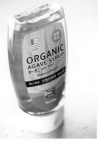

はちみつ　　　メープルシロップ　　　アガベシロップ

オートミールは
キッチンスケールで
しっかり計量を

オートミールは見た目のボリューム感が少なめなこともあり、つい量をふやしてしまいがち。**キッチンスケールを使わないのは体重計を持たずにダイエットするようなもの**です。きちんと計量しましょう！

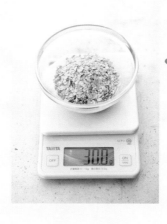

オートミールの1食分の目安は30g＝約大さじ5ですが、大さじでのはかり方によってかなり重量が変わってしまいます。やはりキッチンスケールで計量することをおすすめします。

CONTENTS

オートミールのヘルシーレシピ

Oatmeal Recipe *1*

オートミールの 朝ごはんレシピ

Oatmeal Recipe *2*

オートミールの レンチン主食レシピ

この本の使い方

・小さじ1は5㎖、大さじ1は15㎖、1カップは200㎖です。
・野菜類は特に指定がない場合、洗う、皮をむくなどの作業をすませてからの手順を説明しています。
・しょうゆは濃口しょうゆを使用しています。
・だしはこんぶ、削り節、煮干しなどでとった和風だしのことをさします。市販品を使用する場合はパッケージの表示どおりに使い、味をみてかげんしてください。
・顆粒スープはコンソメなど洋風スープのもとを、鶏ガラスープのもとは中華風スープのもとを使用しています。

・火かげんは特に指定のないかぎり、中火で調理しています。
・電子レンジの加熱時間は600Wで使用した場合の目安です。お使いの機種や食材によって差があるので、様子を見ながらかげんしてください。
・糖質量、エネルギー値、食物繊維量は、食材の個体差などによって多少の違いがありますので、目安とお考えください。好みで添えるつけ合わせなどは計算に含まれていません。

この本で使用しているオートミールについて

オートミールには加工法によっていろいろな種類がありますが、**この本では粒の食感が残るロールドオーツと、フレーク状に加工したクイックオーツを使用しています。** 使用したオートミールのタイプを各レシピに表記していますが、好みで使い分けてもOKです。商品によって大きさや食感に違いがあるので、好みの状態になるよう水分の量や加熱時間をかげんしてください。

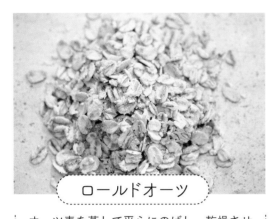

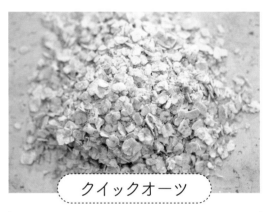

ロールドオーツ

クイックオーツ

オーツ麦を蒸して平らにのばし、乾燥させたもの。そのまま食べるとかたいので、加熱などが必要です。しっかりした食感があるので、ごはんレシピや食感を楽しみたいサラダなどに向いています。

ロールドオーツをフレーク状に砕いたもの。お湯やヨーグルトにひたすだけで食べられるので初心者にもおすすめです。やわらかい食感を楽しみたいリゾットや雑炊に、お菓子作りの小麦粉がわりにも向いています。

Rolled oats

このマークのレシピでは、「アララ オーガニック ジャンボオーツ」（下記参照）を使用

Quick oats

このマークのレシピでは、「ケロッグ オートミール」（下記参照）を使用

オートミール商品いろいろ

粒のこまかさで使い分けたり、ブレンドして使ったり、好みや料理に合わせて選んでください。

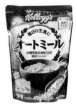

ケロッグ オートミール 330g

コーンフレークやグラノーラなど、シリアルの老舗メーカー・ケロッグ社製。オーツ麦100％を原料とした無添加のクイックオーツ。

アララ オーガニック ジャンボオーツ 800g

イギリスのシリアルブランド・アララの有機オートミール。大粒でしっかりした食感のロールドオーツ。

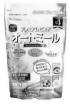

日食 プレミアム ピュアオートミール 300g

日本で最初のオートミールメーカー・日食の製品。原料はオーツ麦100％、無添加のクイックオーツ。

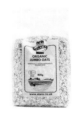

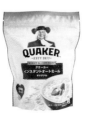

クエーカー インスタントオートミール 270g

アメリカのオートミールブランド・クエーカーの製品。クイックオーツよりもさらにこまかいインスタントタイプ。オーツ麦100％。

About Oatmeal

ダイエットや
免疫力アップに
いいこといっぱい

オートミール
の
基礎知識

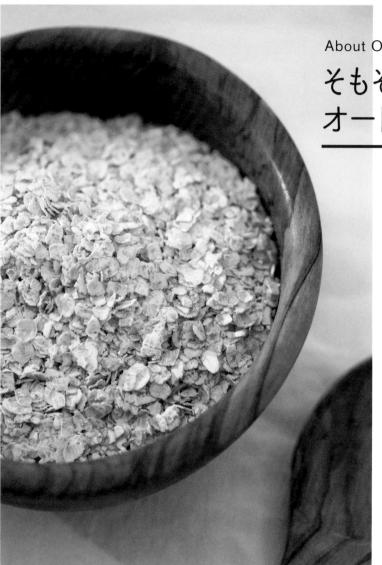

そもそも
オートミールとは？

オートミールは
栄養豊富な、
麦の仲間

オートミールは、オーツ麦（燕麦）を脱穀して調理しやすく加工したシリアル食品で、イギリスをはじめとする欧米諸国では主に朝食として古くから食べられてきました。日本では昭和の初めに食用として製品化されました。近年その栄養価の高さが再認識され、健康意識の高い人たちから注目を浴びています。

栄養価は穀類のなかでも
トップクラス

精白していないので、栄養がそのまま残っています。
* 腸内環境を健康に保つために必要な**食物繊維**
* 血糖値の急激な上昇を抑制する**水溶性食物繊維・β-グルカン**
* 代謝を促進するビタミンB群
* 鉄やカルシウムほか、不足しがちなミネラル
* アスリートも注目する**良質な植物性たんぱく質**
など、健康維持やダイエットにうれしい栄養素がたっぷり。特に、食物繊維は**白米の約19倍**も含まれています。

使い方が簡単で、
料理バリエも豊富

オートミールは、牛乳などにひたしたり、炊かずに米のようにして食べられたりと、**調理が簡単**。またドライフルーツやナッツが入ったグラノーラなどほかのシリアル食品とは違い、**オーツ麦100%**でできています。砂糖などの味つけもされていないので、主食からおやつまでいろいろな料理に気軽に利用できます。

主なオートミールの種類

オートミールとは？＆その種類

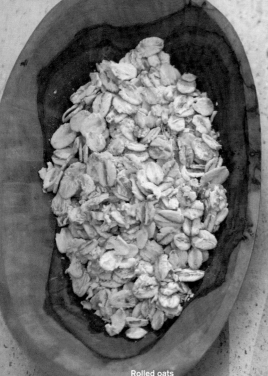

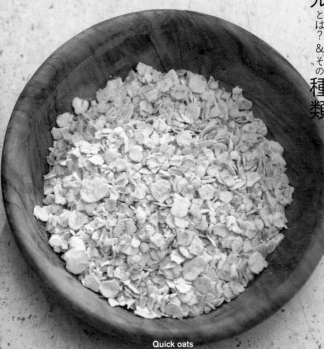

Rolled oats

Quick oats

お米に近い粒々食感が特徴

名前のとおり、短時間で調理できる

ロールドオーツ

クイックオーツ

食感を楽しみたいときや、本来お米で作る料理に適しています。チャーハンやパエリヤ、ビビンバなどもレンチンほぼ3分で作れて、お米を炊く手間を省略することが可能！また、タブレなど、かみごたえや食べごたえがほしいサラダにもおすすめ。

軽く砕かれた状態なので、加熱せずにお湯や牛乳などにひたしておくだけでも食べられる、手軽さが特徴。オーバーナイトオーツやお茶づけにおすすめです。粉状にすれば小麦粉のかわりに使えるので、お好み焼きなど粉物レシピにも活躍します。

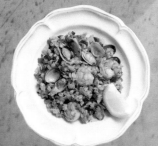

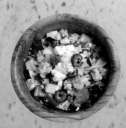

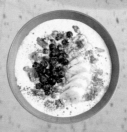

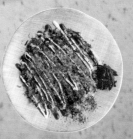

パエリヤ
(p.50)

タブレ
(p.78)

オーバーナイトオーツ
(p.22)

お好み焼き
(p.86)

体にいいこといっぱい！
オートミールのパワーとは？

オートミールパワー (1)

ほかの穀類よりも、
ダイエット＆健康におすすめ

白米、玄米、小麦粉の栄養価と比較してみると、オートミールは**エネルギーや糖質が控えめ**。一方で、**ダイエットや健康維持に重要な栄養は、ほかの穀物に比べて多く含**まれています。白米や小麦粉のかわりにオートミールをとり入れて、元気で太りにくい体を手に入れましょう。

穀類の栄養価比較表（100gあたり）

文部科学省 日本食品標準成分表2015年版（七訂）より

	オートミール		白米	玄米	小麦粉
エネルギー	380 kcal		358 kcal	353 kcal	367 kcal
糖質	59.7g	少なめ	77.1g	71.3g	73.3g
たんぱく質	13.7g	多	6.1g	6.8g	8.3g
不溶性食物繊維	6.2g	多	0.5g	2.3g	1.3g
水溶性食物繊維	3.2g	多	微量	0.7g	1.2g
鉄	3.9mg	多	0.8mg	2.1mg	0.5mg
ビタミンB$_1$	0.20mg	多	0.08mg	0.41mg	0.11mg
ビタミンB$_2$	0.08mg	多	0.02mg	0.04mg	0.03mg
カルシウム	47mg	多	5mg	9mg	20mg

オートミールのパワーとは？

オートミールパワー ②

白米のかわりに食べれば、こんなに栄養がとれる

オートミールと白米を同じ分量で比較してみると、オートミールのほうがこんなにもとりたい栄養がたっぷり。特に注目すべきは**食物繊維の多さ！** 白米にくらべて約19倍も含まれているので、**ダイエット、腸活、免疫力アップ**に役立ちます。

オートミールと白米を比較（100gあたり）

腸を元気にする
食物繊維
約 **19** 倍！
オートミール 9.4g！
白米0.5g

筋肉をつくる
たんぱく質
約 **2** 倍！
オートミール 13.7g！
白米6.1g

貧血予防＆
美肌をつくる
鉄
約 **5** 倍！
オートミール 3.9mg！
白米0.8mg

糖質の代謝を促す
ビタミンB$_1$
2.5 倍！
オートミール 0.20mg！
白米0.08mg

骨を丈夫にする
カルシウム
約 **9** 倍！
オートミール 47mg！
白米5mg

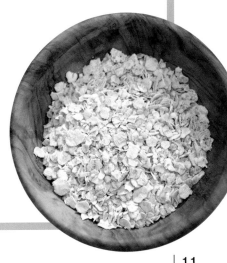

体にいいこといっぱい！
オートミールのパワーとは？

オートミールパワー

3

2種類の
食物繊維で
パワフルに腸活！

オートミールには、**不溶性・水溶性2種類の食物繊維**がバランスよく含まれているのがポイントです。特にふだんの食事でとりにくい水溶性食物繊維をとれるのがメリット。これら**2種類の食物繊維をバランスよくとることで腸内環境がととのい、便秘の改善はもちろん、ダイエット、健康維持にも役立てる**ことができます。

不溶性食物繊維
腸内で水分を吸収して便のかさをふやし、腸壁を刺激して排便を促します。

水溶性食物繊維
腸内で余分なコレステロールや老廃物を吸着し、体外に排出する働きがあります。

オートミールパワー

4

水溶性食物繊維・
β-グルカンがダイエット
＆健康に大活躍

血糖値の急上昇を抑え、脂肪の蓄積をブロック！

糖質の多い炭水化物をとると血糖値が急激に上がり、「**肥満ホルモン**」と呼ばれる**インスリン**が大量に分泌され、脂肪をためやすい状態になることが知られています。オートミールに豊富に含まれる**β-グルカンは、体内で糖の吸収を遅くする**働きがあるので、血糖値の上昇がゆるやかになってインスリンの過剰分泌が抑制でき、**脂肪の蓄積が防げます。**

脂肪の蓄積を防ぐしくみ

β-グルカンの働きで糖をゆっくり吸収

↓

インスリンの分泌を抑制

↓

脂肪の蓄積をストップ

オートミールのパワーとは？

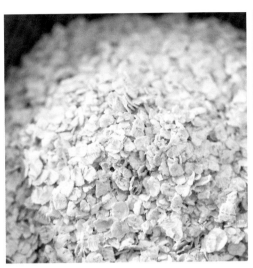
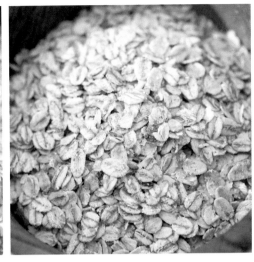

腸をととのえて、免疫力をアップ

β-グルカンは、腸内を健全に保つ**善玉菌**をふやし、免疫細胞を活性化させると考えられています。腸には免疫細胞の多くが集まっていて、腸内環境がととのうことで**免疫力が上がり、感染症予防やアレルギー症状の改善**なども期待されます。

朝食べれば昼までダイエット効果がつづく「セカンドミール効果」

β-グルカンの注目すべき働きのひとつは、「セカンドミール効果」です。**血糖値の上昇をゆるやかにし、食欲を調節する**働きが、次の食事までつづくのです。たとえば朝食にオートミールを食べれば、昼食で食べなくてもその効果が期待できます。**太りにくい体づくり**におすすめです。

血中コレステロールを下げる

コレステロールは体内でいろいろな働きをしていますが、血中コレステロールが高すぎると脳梗塞や心筋梗塞などの病気を引き起こす原因となります。β-グルカンは水にとけるという性質から、腸内で粘りのあるゲル状に変化し、ゆっくりと腸内を移動していきます。その過程で**コレステロールなどを吸着して便と一緒に排出し、血中コレステロール値を低下**させてくれます。

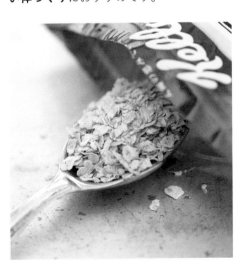

体にいいこといっぱい！
オートミールのパワーとは？

オートミールパワー

5

糖質のとりすぎを防げる

オートミールは、白米にくらべて1食分の糖質を低く抑えられます。「**糖質＝炭水化物ー食物繊維**」で、食物繊維が多いと糖質量は少なくなります。オートミールは白米やパンと同じく炭水化物を多く含む食品ですが、食物繊維が豊富。そのため**白米の糖質量は100gあたり77.1g**なのに対し、**オートミールは59.7g**です。しかも、白米は1食分が70gですが、オートミールは30g。少量で満腹感が得られ、**糖質量は1/3程度に抑えられます。**

白米　70g（炊くと茶わん約1杯150g分）

糖質	54.0g
エネルギー	251 kcal
食物繊維	0.4g

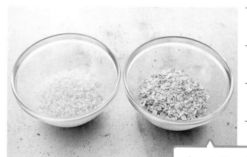

オートミール　30g

糖質	17.9g	少ない
エネルギー	114 kcal	低い
食物繊維	2.8g	多

> オートミールは腹もちがいいので、食べすぎも防げます。

糖質オフダイエットとは？

太る要因となる血糖値の急激な上昇を避けるため、**炭水化物を制限する**というダイエット法。ただし、極端に炭水化物を制限すると食物繊維不足につながり、腸内環境が悪化する原因になりかねません。**オートミールなど栄養バランスのよい炭水化物をとりながら、無理のないダイエット**を心がけましょう。

甘味料について

オートミールとともに使う甘味料には、**はちみつやメープルシロップ**などがおすすめです。糖質量は砂糖と大差ありませんが、砂糖にはない多くのミネラルやビタミンが含まれています。糖質が気になる場合は、天然由来の**アガベシロップ**や**ラカントS**など、体内で糖として吸収されにくい甘味料もあります。

オートミールパワー

6

ビタミンB群が、糖質や脂質の代謝を促す

オートミールには、糖質の代謝を促すビタミン B₁、脂質の代謝を促すビタミンB₂がバランスよく含まれています。ビタミンB群は「**代謝ビタミン**」と呼ばれ、エネルギー代謝に重要な役割をしています。**B群が不足すると**、体にとり入れた糖質や脂質がエネルギーとしてスムーズに活用されず、**太りやすくなります**。

> ビタミンB群は水溶性なので、一度に大量に摂取しても排出されてしまいます。こまめにとるのがコツ。オートミールも毎日の食事にとり入れて。

オートミールパワー

7

そのほかにも健康維持に必要な栄養がたっぷり！

良質なたんぱく質が豊富

オートミールには、良質な植物性たんぱく質がたっぷりと含まれています。その量は**白米の約2倍**。筋肉の増強を目指すアスリートにも、オートミールは積極的に食べられています。

ビタミンEでアンチエイジング

オートミールには**白米の約6倍**もの「若返りのビタミン」ビタミンEが含まれています。抗酸化作用が高く、細胞の酸化を防ぐ働きがあり、老化防止に効果があるといわれています。血行をよくする働きもあり、代謝アップにも一役かってくれます。

不足しがちな
カルシウムや鉄もたっぷり

オートミールには、骨や歯を形成するカルシウムは**白米の約9倍**、ヘモグロビンの材料となって貧血を予防する**鉄は約5倍**も含まれています。いずれもふだんの食生活で不足しがちなミネラルですが、オートミールなら手軽に補えます。

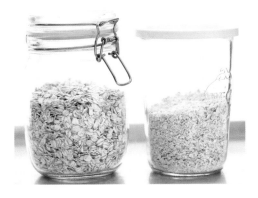

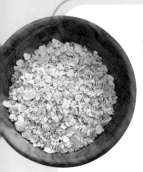

食物繊維・β-グルカンがポイント！

医師が教える＞ オートミールがダイエットや 健康にいい理由

食物繊維は腸内環境のカギを握っています

オートミールが**ダイエットや健康維持によいとされる最大の理由は、豊富な食物繊維**にあり、白米の約19倍もの量を含んでいます。

腸は消化器官としての働き以外に、全身の健康とも深くかかわっています。腸内環境を健全に保つために大きな役割を担っているのが、**食物繊維**です。

食物繊維には**不溶性と水溶性の2種類**があり、バランスよくとることがポイントなのですが、オートミールの原料である**オーツ麦は、この2種類の食物繊維をバランスよく含んでいる**のが大きな特徴です。特にふだんの食事ではとり入れにくい水溶性食物繊維をとれることはメリットといえます。

また、食物繊維は乳酸菌やビフィズス菌など善玉菌の栄養分となり、**悪玉菌の増加を抑え**て腸内を健全な状態に保つので、腸活には欠かせません。

> オートミールは両方をバランスよく含んでいます！

不溶性食物繊維	水溶性食物繊維
＊主に野菜やいも類に含まれている ＊便の量をふやし、排便を促す	＊主に根菜類や海藻に含まれている ＊腸内の有害物質を排出する

注目の水溶性食物繊維・β-グルカンが、ダイエットや免疫力アップをサポート

食物繊維のなかでも特に注目されているのが、オートミールの原料であるオーツ麦や大麦、きのこなどに豊富に含まれる**水溶性食物繊維・β-グルカン**です。ダイエットや健康づくりに、強力なパワーを発揮します。

β-グルカンの働き

＊水にとけてゲル状になるため、食べたものがゆっくり消化吸収され、肥満の要因となる**血糖値の急激な上昇を抑える。**

＊胃の中での滞留時間が長いため、**満腹感が持続し、食欲を抑制**。朝食にオートミールを食べると、次の食事の血糖値の上昇も抑える**セカンドミール効果（p.13参照）**も期待できる。

＊β-グルカンが腸内で分解されて産生される脂肪酸の一つ、短鎖脂肪酸は、**体に脂肪を過剰にため込むのを防ぐ。**

＊腸内を移動していくときにコレステロールを吸着し、便とともに排出することで**血中コレステロール値を低下**させる。

＊免疫細胞を活性化し、**感染症などに対抗する免疫機能を高める。**

医師が教える オートミール がいい理由

健康食材として話題の
オートミールに含まれる食物繊維が
健康やダイエットに及ぼす影響について、
松生クリニック院長・松生恒夫医師に
教えていただきました。

松生恒夫先生
（まついけつねお）

松生クリニック院長。医学博士。東京慈恵会医科大学第三病院、松島病院大腸肛門病センターなどを経て開業。便秘外来を設け、30年間で4万人以上の腸をみてきた「腸のエキスパート」。『大丈夫！何とかなります 腸内環境は改善できる』（主婦の友社）、『スッキリ解決！腸のお悩みＱ＆Ａ』（海竜社）、『血糖値は「腸」で下がる』（森豊共著・青春出版社）ほか、著書多数。

オートミールは「太りにくい体をつくる炭水化物」

オートミールの糖質量は米や小麦と大差はありませんが、米や小麦にはβ-グルカンはほとんど含まれていません。やみくもに炭水化物を避けるのではなく、オートミールのような**食物繊維が豊富な穀類を積極的に食べることが、健康的なダイエットにつながる**のです。

さらに、オートミールには、代謝を促すビタミンＢ群、筋肉をつくる必須アミノ酸なども含まれています。

ごはんやパンをオートミールにおきかえることで、**太りにくい体が手に入ります**。もちろん食べすぎは禁物ですが、じょうずに食生活へとり入れて、ダイエットや健康な体づくりに役立てるとよいのではないでしょうか。

麦の仲間は栄養優等生！

オートミール（オーツ麦）とともに、**もち麦・押し麦・スーパー大麦**など大麦の優れた栄養成分が脚光を浴びています。いずれも精白米や小麦にはほぼ含まれない水溶性食物繊維・β-グルカンの含有量が多く、便通の改善はもちろん、健康維持やダイエットにも効果があると注目されている穀類です。クリニックの便秘外来の患者さんにも、食物繊維が豊富な穀物をおすすめしています。

松生クリニック便秘外来に通院する慢性便秘症の患者さん33人に、スーパー大麦（バーリーマックス）を1日12g×4週間摂取してもらったところ、使用する下剤（酸化マグネシウム）の量が減少したという調査結果も。食物繊維が便秘改善をサポート！

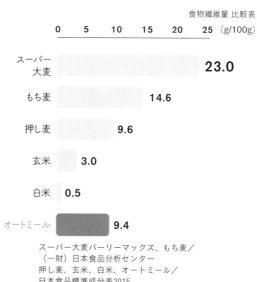

食物繊維量 比較表

	0	5	10	15	20	25 (g/100g)
スーパー大麦						23.0
もち麦				14.6		
押し麦			9.6			
玄米	3.0					
白米	0.5					
オートミール			9.4			

スーパー大麦バーリーマックス、もち麦／
（一財）日本食品分析センター
押し麦、玄米、白米、オートミール／
日本食品標準成分表2015

スーパー大麦　もち麦　押し麦　オートミール

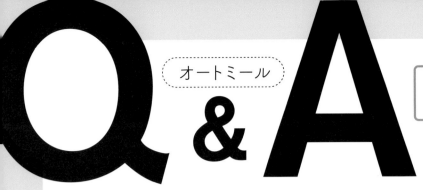

Q&A

オートミール

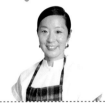

オートミールをおいしく
食べるコツ、お教えします！

オートミールをよりヘルシーにおいしく食べるために
知っておきたいポイントを、オートミールが大好きな料理研究家・
牛尾理恵さんに伺いました。

Q 1回に食べる オートミールの分量は どれくらいがよいですか？

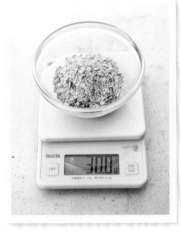

A オートミールは1食分30gが基本です

白米では1食＝70g。これを炊飯するとごはん茶わん1杯（150g）になります。炊飯後のごはんとくらべるとオートミールは少なく見えますが、オートミールは腹もちもよく、**少量で満腹感が得られる**のでだいじょうぶです。

30g＝約大さじ5。ただし大さじでの計量ははかり方によってかなり増減するので、キッチンスケールで計量するのがおすすめ。

Q 朝・昼・晩、 食べるタイミングは いつがいいですか？

A いつでもOKですが、 おすすめは朝食・昼食です

特にルールはありません。オートミールは腹もちがよいので、朝食や昼食に食べると**間食を減らせる**のでおすすめです。

オートミールに含まれる豊富な食物繊維の働きで、次の食事のときにも血糖値の急激な上昇を抑えてくれる、セカンドミール効果（p.13参照）も期待できます。

Q 保存方法は どうしたら よいですか？

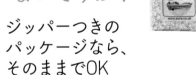

A ジッパーつきの パッケージなら、 そのままでOK

開封後は**しっかり口を閉じて、日の当たらない涼しい場所で保存**してください。口があいてしまう場合を考えて、パッケージごとさらに保存袋などに入れると安心です。

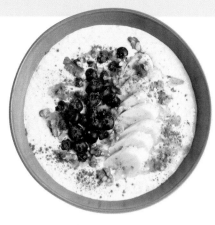

バナナ＆ナッツの
オーバーナイトオーツ
（p.22）

Q オートミール初心者に
おすすめの料理は？

A 人気の「オーバーナイトオーツ」
などが手軽です

オーバーナイトオーツなら、ヨーグルトや豆乳に一晩つけておくだけで手間もかからず、トライしやすいと思います。また、**いつものスープに加える**のも抵抗感が少なく楽しめると思います。

Q ズボラでもつづく、
オートミール料理は
ありますか？

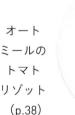

しらすと塩こぶの
オートミール
梅茶づけ
（p.26）

A 加熱いらずのお茶づけ、
レンチンで作れる主食などがラクチン

熱湯を注ぐだけの**お茶づけ**や、レンチン3分で作れる**リゾット**などは、手間や時間がかからず、すぐに作って食べられるのでおすすめです。**お米を炊かずに**ごはんのような食感と味を楽しめますよ！

オート
ミールの
トマト
リゾット
（p.38）

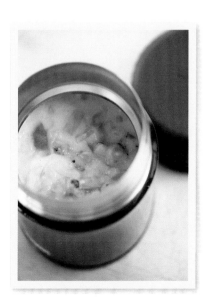

Q 外出先でも食べられる
オートミールの
レシピはありますか？

A お弁当や、
オートミールバーなら
持ち歩きに便利です

スープジャーに入れてお弁当にすれば、外出先でもオートミールのヘルシーランチが食べられます。私は外出先での手軽な**栄養チャージ食としてオートミールバー**を作って持ち歩いたりします。

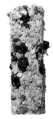

ナッツ＆
ドライフルーツの
オートミールバー
（p.90）

Q&A

オートミール

Q マンネリになりがちです。飽きないオートミールの食べ方、ありますか?

A サラダや粉物、おやつに使ってみては?

サラダや、**粉物レシピの生地**に使うといつもと違う味わいを楽しむことができます。食事にとり入れるのに

飽きたら、**おやつ**を作ってみるのもあり。小麦粉のかわりに使えば、**糖質控えめのおやつ**を作れます。

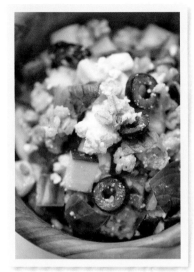

オートミールでカッテージチーズと
黒オリーブのタブレ(p.78)

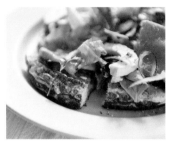

オートミールの
サラダパンケーキ(p.82)

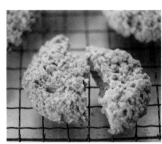

オートミールのココナッツ
ジンジャークッキー(p.94)

Q 穀物独特のにおいが気にならない食べ方はありますか?

A スパイスを一振り!

料理にもよりますが、**シナモンパウダーやカレー粉**などを振って香りをプラスすると、穀類

特有のにおいはカバーできます。パクチーやしょうがなどの**香味野菜**を加えても(p.36〜37参照)。

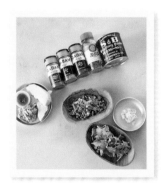

Q 料理をする時間もないくらい忙しいときは?

A インスタントスープにオートミールをプラス

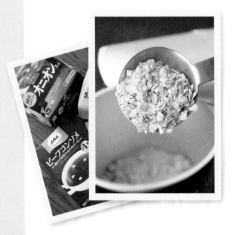

コンビニなどで売られているインスタントスープに加えるだけで、パンやおにぎりなど**主食いらず**の食べごたえのあるオートミールス

ープが作れます。**コーンポタージュ**などに加えればとろみが増し、**コンソメスープ**、**オニオンスープ**ならリゾット風になりますよ!

Oatmeal Recipe

オートミールって
簡単&
こんなにおいしい!
オートミールの
ヘルシー
レシピ

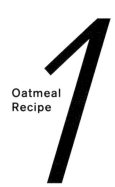

1

オートミールの
朝ごはん
レシピ

初心者にもおすすめ！
話題のオーバーナイトオーツ、
ふやかすだけのお茶づけなど
いちばん簡単でとり入れやすい、
オートミールのおいしい食べ方

オートミールにヨーグルトなどをまぜて
一晩ねかせるから「オーバーナイト」。
朝はトッピングをのせるだけで朝食のでき上がり！

1人分	糖質	エネルギー	食物繊維
	67.6g	**549**kcal	**6.9**g

オーバーナイトオーツ

バナナ&
ナッツの
オーバーナイトオーツ

材料（1人分）

Quick oats

オートミール
（クイックオーツ）… 40g

A 牛乳（または低脂肪牛乳）… 1/2カップ
　 プレーンヨーグルト … 100g

B バナナの輪切り … 1/2本分
　 ブルーベリー … 30g
　 くるみ（あらく砕いたもの）… 20g

シナモンパウダー … 5振り
はちみつ（またはメープルシロップ）
　 … 大さじ1

Healthy memo

エネルギーを抑えてあっさり仕上げたい
ときは、低脂肪牛乳を使います。甘味料
は、砂糖よりも血糖値が上がりにくいは
ちみつやメープルシロップがおすすめ。

作り方

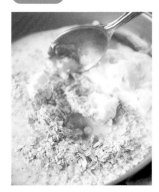

1
器にオートミールを入
れ、**A**を加えてよくま
ぜる。

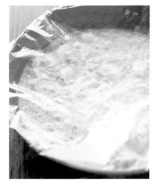

2
ラップをかけて冷蔵室
に入れ、一晩おく。

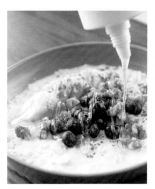

3
食べる直前に**B**をのせ、
シナモンを振り、はち
みつを回しかける。

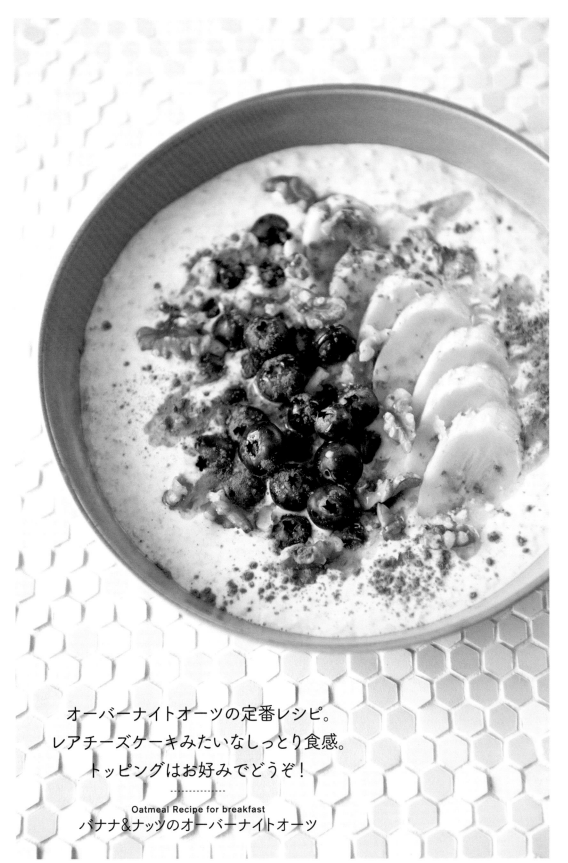

オートミールの
朝ごはん レシピ

オーバーナイトオーツの定番レシピ。
レアチーズケーキみたいなしっとり食感。
トッピングはお好みでどうぞ！

Oatmeal Recipe for breakfast
バナナ＆ナッツのオーバーナイトオーツ

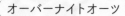

オーバーナイトオーツ

アーモンドミルクを吸って
やわらかくなったパインがおいしい!
ドライのマンゴーやいちじくに
チェンジしても

Oatmeal Recipe for breakfast
ドライパイナップルの
オーバーナイトオーツ

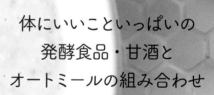

体にいいこといっぱいの
発酵食品・甘酒と
オートミールの組み合わせ

Oatmeal Recipe for breakfast
甘酒とクコの実の
オーバーナイトオーツ

ドライパイナップルの
オーバーナイトオーツ

材料（1人分）

Quick oats

1人分	糖質	エネルギー	食物繊維
	49.8 g	304 kcal	4.8 g

オートミール（クイックオーツ）… 30g

A │ アーモンドミルク … 1/2カップ
　│ プレーンヨーグルト … 100g
　│ ドライパイナップル … 30g

ミントの葉 … 適量

作り方

① 器にオートミールを入れ、Aを加えてよくまぜる。

② ラップをかけて冷蔵室に入れ、一晩おく。

③ 食べる直前にミントをのせる。

Healthy memo

アーモンドミルクは、アーモンドを原料にした植物性の飲料。アンチエイジングや免疫力アップに効果があるといわれるビタミンEが豊富で、牛乳が苦手なかたにもおすすめ。

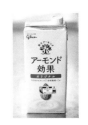

甘酒とクコの実の
オーバーナイトオーツ

材料（1人分）

Quick oats

1人分	糖質	エネルギー	食物繊維
	56.3 g	303 kcal	3.9 g

オートミール（クイックオーツ）… 30g

A │ プレーンヨーグルト … 50g
　│ 甘酒 … 3/4カップ
　│ クコの実 … 10g

作り方

① 器にオートミールを入れ、Aを加えてよくまぜる。

② ラップをかけて冷蔵室に入れ、一晩おく。

③ 食べる直前に、好みでクコの実を散らす。

Healthy memo

甘酒は米麹を使用し、自然な甘みを引き出した発酵食品。ビタミンB群が豊富で、腸活にうれしいオリゴ糖も含まれています。酒粕を使用したものはアルコール分を含み、成分も異なるので注意。

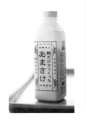

ごはんを炊かずに、たった5分でお茶づけ完成。
お茶をいれる手間も不要！

お茶づけ

しらすと塩こぶの
オートミール梅茶づけ

1人分

糖質	エネルギー	食物繊維
20.0 g	135 kcal	3.8 g

材料（1人分）

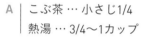
Quick oats

オートミール
（クイックオーツ）… 30g

A｜こぶ茶 … 小さじ1/4
｜熱湯 … 3/4〜1カップ

B｜梅干し … 1個
｜塩こぶ … 3g
｜しらす干し … 10g

作り方

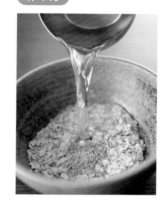

1

器にオートミールを入れ、**A**を加えてさっとまぜる。

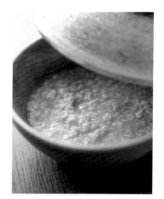

2

ふた、またはラップをかけて2〜3分おいてふやかす。

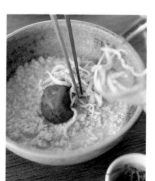

3

Bをのせる。

Ingredient
Memo

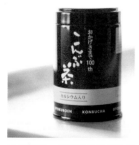

こぶ茶は、お湯を注ぐだけでこぶだしのように使えます。朝食作りなど時間のないときに便利！　自然なうまみで、オートミールとの相性もバッチリ。

オートミールの **朝ごはん** レシピ

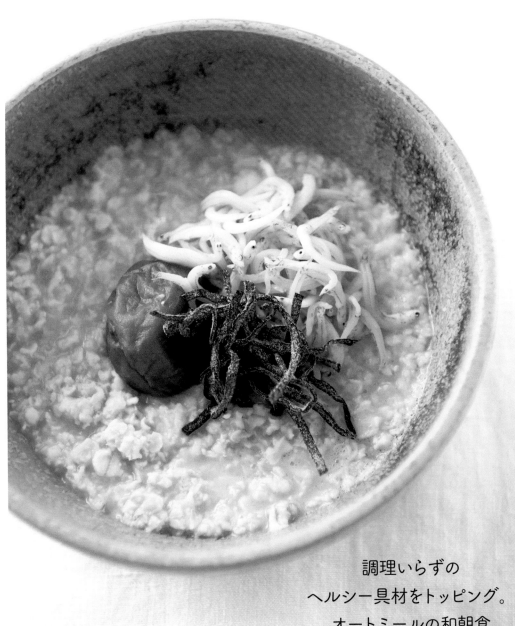

調理いらずの
ヘルシー具材をトッピング。
オートミールの和朝食

Oatmeal Recipe for breakfast
しらすと塩こぶの
オートミール梅茶づけ

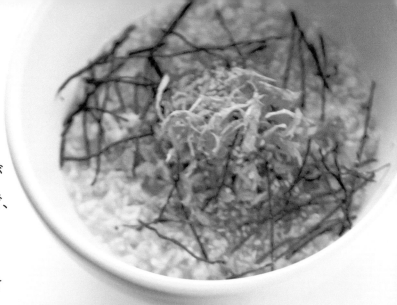

鮭フレークの
塩けと青じその香りが
オートミールにからんで、
絶妙なおいしさ

Oatmeal Recipe for breakfast
オートミールの鮭茶づけ

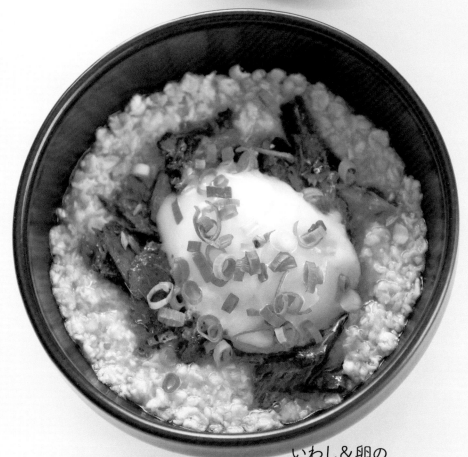

いわし＆卵の
たんぱく質ダブルのせで
朝からエネルギー補給

Oatmeal Recipe for breakfast
いわし缶と温玉のオートミール茶づけ

オートミールの鮭茶づけ

1人分	糖質	エネルギー	食物繊維
	18.9 g	157 kcal	3.2 g

材料（1人分）

Quick oats

オートミール（クイックオーツ）… 30g

A｜こぶ茶 … 小さじ1/4
｜熱湯 … 3/4〜1カップ

B｜鮭フレーク … 10g
｜青じそのせん切り … 1枚分
｜刻みのり … 適量
｜いり白ごま … 適量

作り方

① 器にオートミールを入れ、Aを加えてさっとまぜる。

② ふた、またはラップをかけて2〜3分おいてふやかす。

③ Bをのせる。

いわし缶と温玉のオートミール茶づけ

材料（1人分）

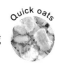
Quick oats

オートミール（クイックオーツ）… 30g

A｜こぶ茶 … 小さじ1/4
｜熱湯 … 3/4〜1カップ

B｜いわしのかば焼き缶 … 1/2缶
｜温泉卵… 1個

細ねぎの小口切り… 適量

1人分	糖質	エネルギー	食物繊維
	23.1 g	313 kcal	3.0 g

作り方

① 器にオートミールを入れ、Aを加えてさっとまぜる。

② ふた、またはラップをかけて2〜3分おいてふやかす。

③ Bをのせ、細ねぎを散らす。

Ingredient Memo

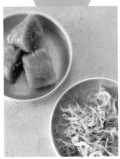

トッピングは自由にアレンジして。たらこやちりめんじゃこなどのたんぱく質食材に、アクセントになる香味野菜をプラスするのがおすすめです。

お粥 豆乳やアーモンドミルクとまぜて、レンチン2分！
きなこやナッツなど、好みのヘルシー食材をトッピングするだけ

オートミールの
黒ごまきなこ豆乳粥

1人分		
糖質 **40.4** g	エネルギー **297** kcal	食物繊維 **4.5** g

材料（1人分）

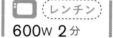
Quick oats

オートミール
（クイックオーツ）… 30g

豆乳（無調整）… 3/4カップ

A｜ きなこ … 大さじ1
　｜ すり黒ごま … 小さじ2
　｜ はちみつ … 大さじ1

作り方

1. 耐熱ボウルにオートミール、豆乳を入れてさっとまぜる。

2. ラップをふんわりとかけて、電子レンジで2分加熱する。
   【レンチン】 600w 2分

3. 器に盛ってAをかける。

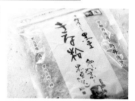

Healthy memo

きな粉は大豆を焙煎して製粉したもの。植物性たんぱく質、食物繊維など大豆の栄養がまるごと含まれています。糖質のとりすぎを避けるためには、砂糖を加えていないものを使います。

オートミールの
ココア風味アーモンドミルク粥

1人分		
糖質 **34.2** g	エネルギー **291** kcal	食物繊維 **7.0** g

材料（1人分）

Quick oats

オートミール
（クイックオーツ）… 30g

アーモンドミルク（または牛乳）
　… 3/4カップ

A｜ アガベシロップ
　｜（またはメープルシロップ）
　｜　… 大さじ1
　｜ アーモンド
　｜（あらく砕いたもの）…15g

ピュアココアパウダー
　… 小さじ1/2

作り方

1. 耐熱ボウルにオートミール、アーモンドミルクを入れてさっとまぜる。

2. ラップをふんわりとかけて、電子レンジで2分加熱する。
   【レンチン】 600w 2分

3. Aをトッピングし、ココアパウダーを振る。

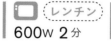

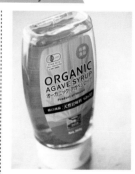

Healthy memo

アガベシロップは、アガベという植物を原料とした甘味料で、血糖値が上がりにくいのが特徴。砂糖にくらべてエネルギーが低く、甘さは約1.3倍。糖質オフダイエット中の人におすすめ。

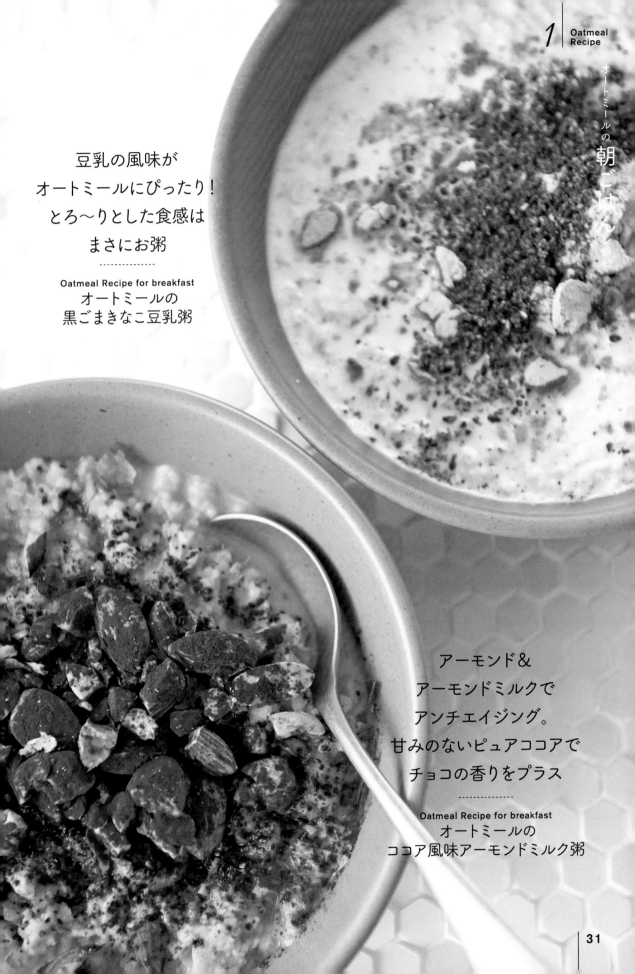

オートミールの 朝ごはんレシピ

豆乳の風味が
オートミールにぴったり！
とろ〜りとした食感は
まさにお粥

Oatmeal Recipe for breakfast
オートミールの
黒ごまきなこ豆乳粥

アーモンド＆
アーモンドミルクで
アンチエイジング。
甘みのないピュアココアで
チョコの香りをプラス

Oatmeal Recipe for breakfast
オートミールの
ココア風味アーモンドミルク粥

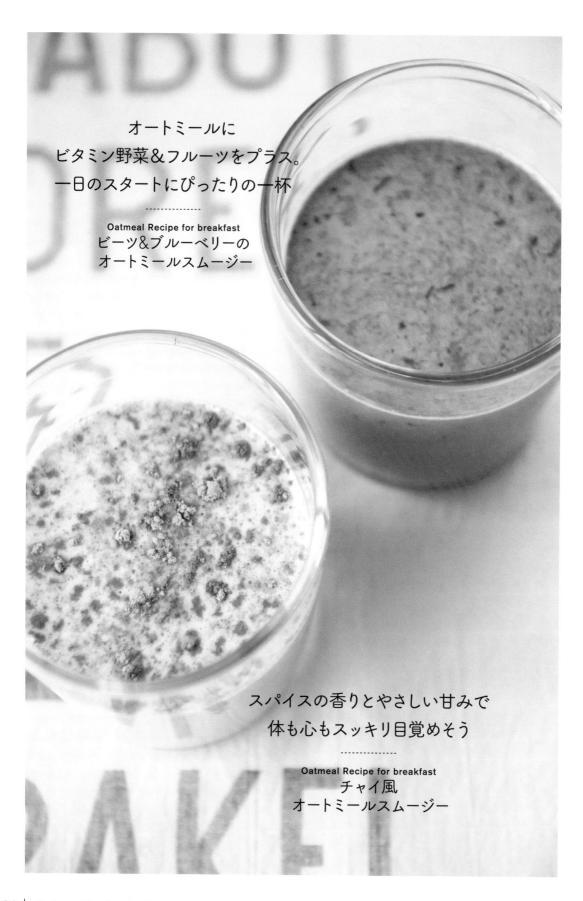

オートミールに
ビタミン野菜＆フルーツをプラス。
一日のスタートにぴったりの一杯

Oatmeal Recipe for breakfast
ビーツ＆ブルーベリーの
オートミールスムージー

スパイスの香りとやさしい甘みで
体も心もスッキリ目覚めそう

Oatmeal Recipe for breakfast
チャイ風
オートミールスムージー

| スムージー | オートミールをプラスしてミキサーにかけたらでき上がり。栄養たっぷりのスムージーにパワーアップ |

ビーツ＆ブルーベリーの
オートミールスムージー

1人分		
糖質 **45.8** g	エネルギー **264** kcal	食物繊維 **3.7** g

材料（1人分）

 Quick oats

オートミール
（クイックオーツ）… 20g

低脂肪牛乳 … 1カップ

A｜ビーツ水煮缶 … 30g
　｜ブルーベリー … 30g
　｜はちみつ … 大さじ1

作り方

1. 器にオートミール、牛乳を合わせてラップをかける。冷蔵室に入れ、一晩おく。

2. ミキサーに1、Aを入れて攪拌する。

Healthy memo

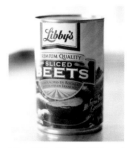

ビーツは〝食べる輸血〟といわれるほど栄養豊富な野菜。ミネラルやビタミンB群をはじめ、食物繊維やオリゴ糖も含まれているので腸活にも有効。そのまま食べられる水煮タイプが便利。

チャイ風
オートミールスムージー

1人分		
糖質 **41.9** g	エネルギー **373** kcal	食物繊維 **3.5** g

材料（1人分）

Quick oats

オートミール
（クイックオーツ）… 20g

低脂肪牛乳
（またはアーモンドミルク）
　… 1カップ

A｜くるみ（あらく砕いたもの）
　｜　… 20g
　｜しょうが … 1/2かけ
　｜アガベシロップ
　｜（またははちみつ）… 大さじ1
　｜シナモンパウダー … 3振り
　｜カルダモンパウダー … 3振り

作り方

1. 器にオートミール、牛乳を合わせてラップをかける。冷蔵室に入れ、一晩おく。

2. ミキサーに1、Aを入れて攪拌する。カップに注いで好みでシナモンを振る。

＼ ホットもおすすめ！ ／

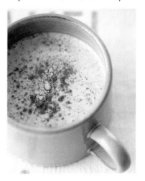

体をあたためたい朝は、耐熱のマグカップなどに入れて電子レンジで加熱しても。

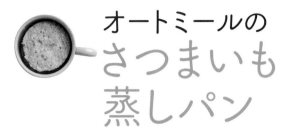

マグカップ蒸しパン

マグカップに材料を入れてレンチンするだけ。
小麦粉を使わずに、もっちり食感の蒸しパンが作れます

オートミールの さつまいも蒸しパン

1人分

糖質	エネルギー	食物繊維
64.5 g	419 kcal	6.2 g

材料（1人分）

Quick oats

オートミール
（クイックオーツ）… 40g

A 豆乳 … 50g
　卵 … 1個
　干しいも（1cmの角切り）… 40g
　ベーキングパウダー … 小さじ1/4
　はちみつ … 15g
　シナモンパウダー … 5振り

作り方

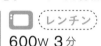

1 耐熱のマグカップにオートミールを入れ、**A**を加えてよくまぜる。

2 ラップをふんわりとかけて、電子レンジで3分加熱する。

🔲 レンチン
600w 3分

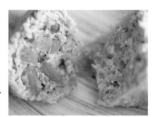

オートミールの メープル蒸しパン

1人分

糖質	エネルギー	食物繊維
36.7 g	301 kcal	3.8 g

材料（1人分）

Quick oats

オートミール
（クイックオーツ）… 40g

A 牛乳 … 50g
　卵 … 1個
　ベーキングパウダー
　　… 小さじ1/4
　メープルシロップ … 15g
　バニラエッセンス … 少々

作り方

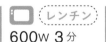

1 耐熱のマグカップにオートミールを入れ、**A**を加えてよくまぜる。

2 ラップをふんわりとかけて、電子レンジで3分加熱する。

🔲 レンチン
600w 3分

Cooking
Memo

マグカップのサイズは、容量350mℓくらいが適当。加熱中は様子を見て、生地がふくらんでラップにつくようなら、いったん扉をあけて、ふくらみがおさまったら再び加熱します。

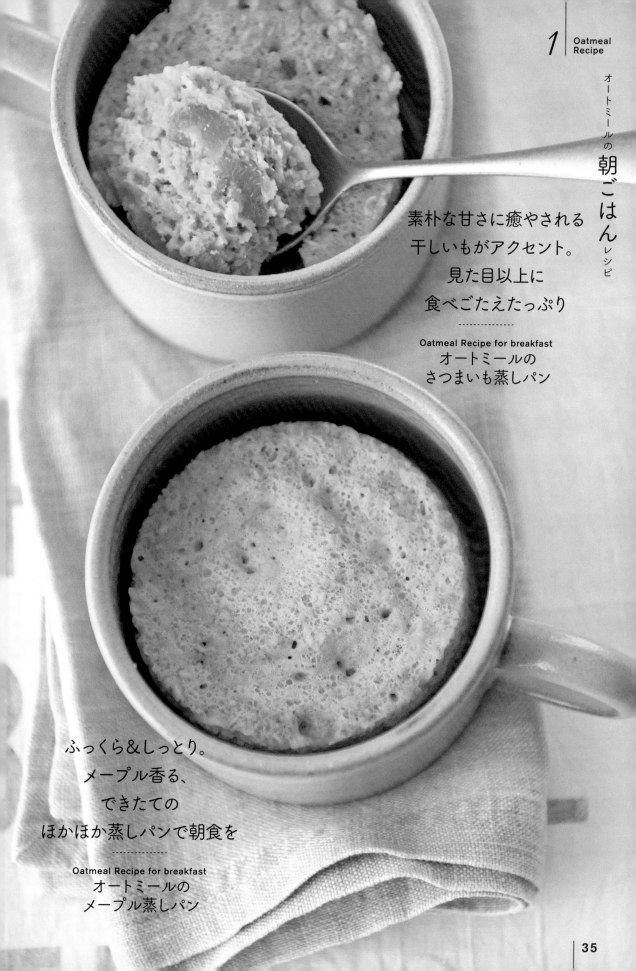

オートミールの**朝ごはん**レシピ

素朴な甘さに癒やされる
干しいもがアクセント。
見た目以上に
食べごたえたっぷり

Oatmeal Recipe for breakfast
オートミールの
さつまいも蒸しパン

ふっくら&しっとり。
メープル香る、
できたての
ほかほか蒸しパンで朝食を

Oatmeal Recipe for breakfast
オートミールの
メープル蒸しパン

オートミールの
トッピングバリエ

オートミールに相性ぴったりのトッピングをご紹介。
食事っぽく楽しみたいときや糖質をセーブしたいときに
おすすめの「甘くない系」と、デザートっぽく
楽しみたいときにおすすめの「甘い系」。
組み合わせしだいでアレンジ自在！

スパイス

チリパウダー、クミン、パプリ
カパウダー、あらびき黒こしょ
う、カレー粉など

一振りでエキゾチックな大人の
味わいに。

たんぱく質食材

ゆで卵、ツナ、サラダチキ
ンなど

気軽に使える低糖質食材で
たんぱく質補給を。市販品
を買いおきしておくと便利。

香味野菜

細ねぎ、しょうが、パクチーなど

アクセントになる個性的な香りは
味の引き締め役に。

Topping
甘くない系

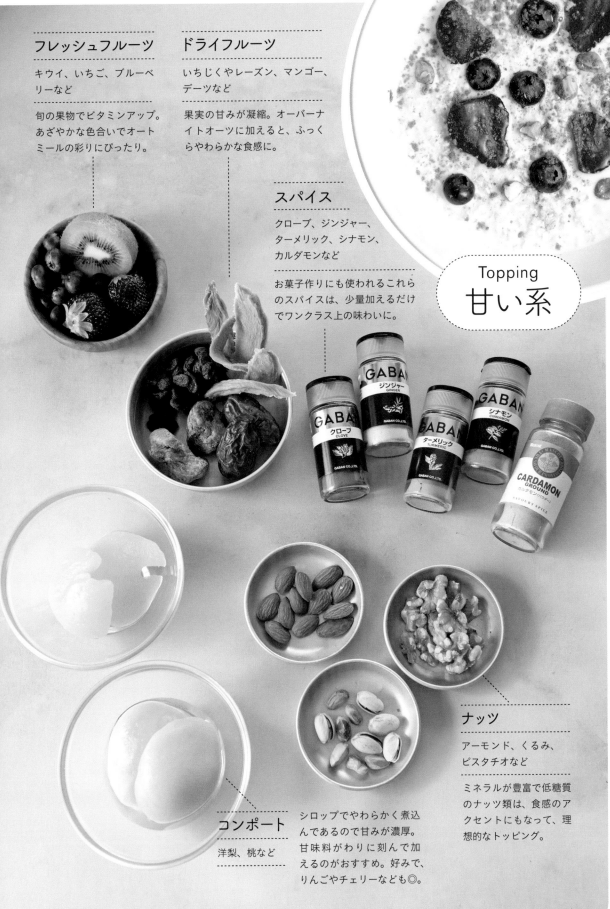

フレッシュフルーツ

キウイ、いちご、ブルーベリーなど

旬の果物でビタミンアップ。あざやかな色合いでオートミールの彩りにぴったり。

ドライフルーツ

いちじくやレーズン、マンゴー、デーツなど

果実の甘みが凝縮。オーバーナイトオーツに加えると、ふっくらやわらかな食感に。

スパイス

クローブ、ジンジャー、ターメリック、シナモン、カルダモンなど

お菓子作りにも使われるこれらのスパイスは、少量加えるだけでワンクラス上の味わいに。

Topping
甘い系

GABAN ジンジャー GINGER

GABAN クローブ CLOVE

GABAN ターメリック TURMERIC

GABAN シナモン CINNAMON

CARDAMON GROUND カルダモンパウダー

ナッツ

アーモンド、くるみ、ピスタチオなど

ミネラルが豊富で低糖質のナッツ類は、食感のアクセントにもなって、理想的なトッピング。

コンポート

洋梨、桃など

シロップでやわらかく煮込んであるので甘みが濃厚。甘味料がわりに刻んで加えるのがおすすめ。好みで、りんごやチェリーなども◎。

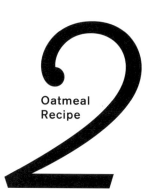

2 オートミールの レンチン主食 レシピ

ごはんを炊く手間はパス。
レシピは1人分。
全品「レンジ加熱ほぼ3分」
で作れる、太らない主食

オートミールの トマト リゾット

1人分	糖質	エネルギー	食物繊維
	21.7 g	**236** kcal	**4.3** g

材料（1人分）

Rolled oats

オートミール
（ロールドオーツ）… 30g

トマト … 小1個（100g）
A ┃ 粉チーズ … 小さじ2
　┃ 塩 … ふたつまみ
　┃ こしょう … 少々
　┃ 水 … 3/4カップ
生ハム … 2枚
ベビーリーフ … 20g

準備

・トマトは1cm角に切る。

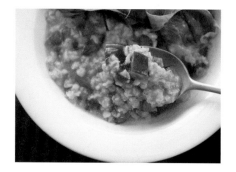

作り方

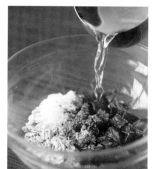

1
耐熱ボウルにオートミール、トマト、**A**を入れる。

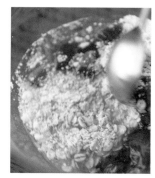

2
全体をさっとまぜる。

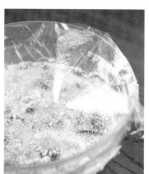

3
ラップをふんわりとかけて電子レンジで3分加熱する。

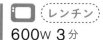
レンチン
600w **3**分

仕上げ

器に盛って生ハム、ベビーリーフを添える。

オートミールの **レンチン主食** レシピ

トマトとチーズの風味が
オートミールに合う！
生ハム＆ベビーリーフを添えて
栄養バランスアップ

Oatmeal Recipe for "Ren-chin"
オートミールのトマトリゾット

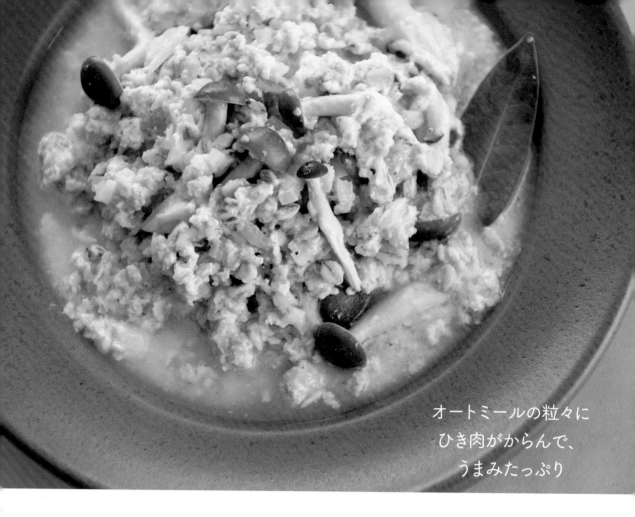

オートミールの粒々に
ひき肉がからんで、
うまみたっぷり

きのこと鶏ひき肉の
オートミールリゾット

1人分	糖質	エネルギー	食物繊維
	30.6 g	382 kcal	4.2 g

材料（1人分）

オートミール（ロールドオーツ）… 30g

しめじ … 30g

A
| 鶏むねひき肉 … 50g
| 玉ねぎのみじん切り … 30g
| 牛乳 … 1カップ
| 粉チーズ … 小さじ2
| 塩 … ふたつまみ
| こしょう … 少々
| ローリエ … 1枚

準備 ・しめじはほぐす。

作り方

1 耐熱ボウルにオートミール、しめじ、Aを入れてまぜる。

2 ラップをふんわりとかけて電子レンジで3分加熱する。

 レンチン 600w 3分

Healthy memo

鶏ひき肉は、むね肉を使うのがおすすめ。もも肉よりもたんぱく質量が多く、脂質は半分以下でエネルギーも低め。淡泊な味わいだからオートミールとも好相性です。

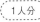

オートミールの **レンチン主食** レシピ

セロリと豚ひき肉の
オートミールリゾット

1人分	糖質	エネルギー	食物繊維
	30.0 g	**379** kcal	**4.1** g

材料（1人分）

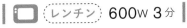
Rolled oats

オートミール（ロールドオーツ）… 30g

セロリ … 30g

A | 豚赤身ひき肉 … 50g
　| 牛乳 … 1カップ
　| レモンの半月切り … 2切れ
　| 粉チーズ … 小さじ2
　| 塩 … ふたつまみ
　| こしょう … 少々
　| ローリエ … 1枚

準備 ・ セロリの軸は1cm角に切り、
　　　　 葉はあらみじんに切る。

作り方

1　耐熱ボウルにオートミール、セロリの軸、Aを入れてまぜる。

2　ラップをふんわりとかけて電子レンジで3分加熱する。

　　[**レンチン**] 600w 3分

3　器に盛ってセロリの葉を散らし、あればあらびき黒こしょうを振る。

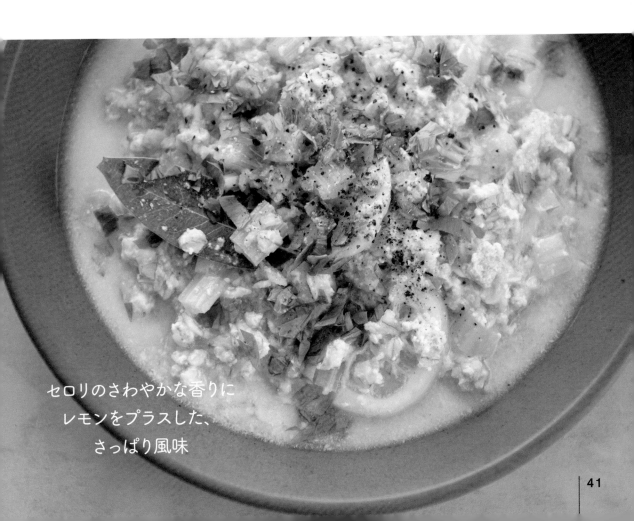

セロリのさわやかな香りに
レモンをプラスした、
さっぱり風味

オートミールの
にら玉雑炊

材料（1人分）

Quick oats

オートミール
（クイックオーツ）… 30g

A | にら … 30g
　 | えのきだけ … 30g
　 | 白だし … 大さじ1
　 | 水 … 1カップ

卵 … 1個

準備

・にら、えのきは1cm幅に切る。
・卵は割りほぐす。

作り方

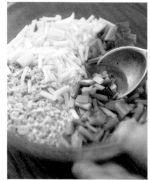

1

耐熱ボウルにオートミール、**A** を入れてまぜる。

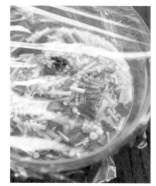

2

ラップをふんわりとかけて電子レンジで3分加熱する。

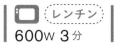
（レンチン）
600w **3**分

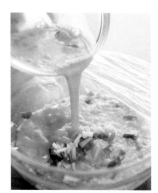

3

とき卵を加え、さっとまぜる。再びラップをかけてさらに15秒ほど加熱する。

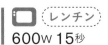
（レンチン）
600w **15**秒

Cooking
Memo

卵は、オートミールが熱いうちに加えてさっとまぜる程度でOK。まぜすぎると卵のふんわり食感がそこなわれます。15秒加熱したあと、好みの半熟かげんになるまで10秒ずつ様子を見ながら追加加熱して。

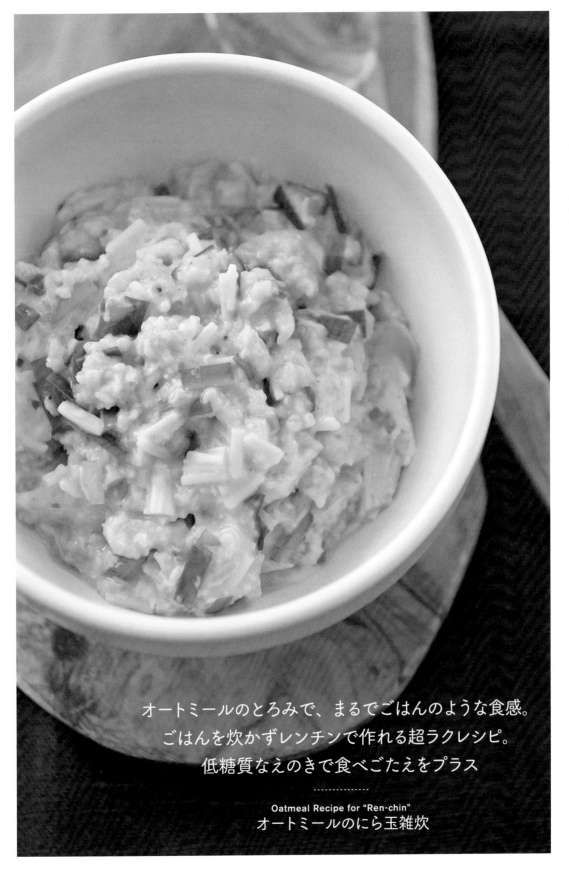

オートミールの **レンチン主食** レシピ

オートミールのとろみで、まるでごはんのような食感。
ごはんを炊かずレンチンで作れる超ラクレシピ。
低糖質なえのきで食べごたえをプラス

Oatmeal Recipe for "Ren-chin"
オートミールのにら玉雑炊

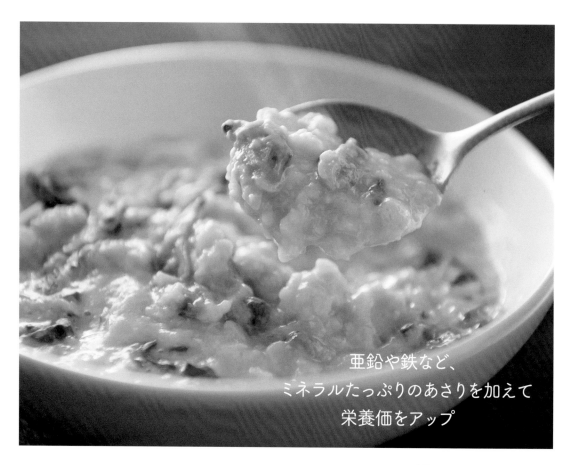

亜鉛や鉄など、
ミネラルたっぷりのあさりを加えて
栄養価をアップ

オートミールの あさり雑炊

(1人分)

糖質	エネルギー	食物繊維
20.6 g	**340** kcal	**3.2** g

 材料（1人分）

オートミール（クイックオーツ） … 30g   Quick oats

三つ葉 … 15g

A ｜ あさり水煮缶 … 小1缶（130g）
｜ 塩 … ひとつまみ
｜ 水 … 3/4カップ

卵 … 1個

 準備　・三つ葉は2cm長さに切る。
・卵は割りほぐす。

Cooking *Memo*

あさりは、うまみのもと・コハク酸が多く含まれる缶汁ごと加えれば、だしいらずです。

作り方

① 耐熱ボウルにオートミール、三つ葉、**A**を入れてまぜる。

② ラップをふんわりとかけて電子レンジで3分加熱する。

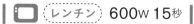 （レンチン）600w **3**分

③ とき卵を加え、さっとまぜる。再びラップをかけてさらに15秒ほど加熱する。

（レンチン）600w **15**秒

オートミールの **かぶ粥**

1人分	糖質	エネルギー	食物繊維
	21.2 g	139 kcal	4.8 g

材料（1人分）

 Quick oats

オートミール（クイックオーツ）… 30g

かぶ … 1個（約80g）

かぶの葉 … 20g

A｜塩 … ふたつまみ
　｜水 … 1カップ

塩こぶ、いり白ごま … 各適量

準備 ・かぶはすりおろし、
　　　　葉は1cm幅に切る。

作り方

① 耐熱ボウルにオートミール、かぶ、かぶの葉、**A**を入れてまぜる。

② ラップをふんわりとかけて電子レンジで3分加熱する。

■□ レンチン 600w 3分 ■

③ 器に盛って塩こぶをのせ、ごまを振る。

Cooking *Memo*

かぶはすりおろして使うことで、加熱時間が短縮できるうえ、オートミールとよくなじむ食感になります。

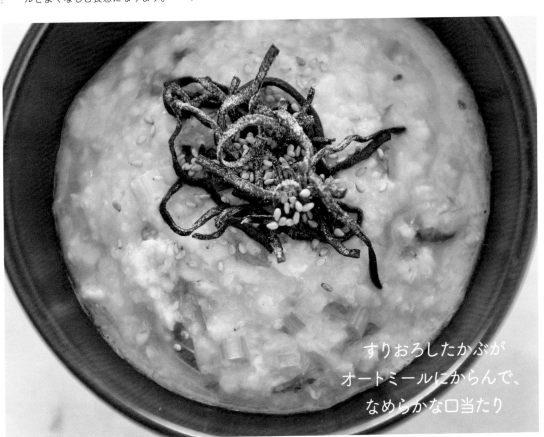

すりおろしたかぶが
オートミールにからんで、
なめらかな口当たり

オートミールの 中華粥

（1人分） 糖質 **20.1** g | エネルギー **284** kcal | 食物繊維 **3.7** g

材料（1人分）

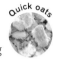
Quick oats

オートミール
（クイックオーツ）… 30g

ほたて水煮缶 … 小1缶（65g）

A | むきえび … 30g
  | しょうがの細切り … 1/2かけ分
  | 塩 … ひとつまみ
  | 水 … 3/4カップ

B | パクチーのざく切り … 5g
  | ねぎ（白い部分）… 5g
  | ピータン … 1/2個
  | ザーサイ（味つき）… 10g

ごま油 … 小さじ1/2

準備

・えびは背わたを除き、2cm幅に切る。
・ねぎはせん切りにして水にさらし、
　水けをきる。
・ピータンは1cm角に切る。
・ザーサイはあらみじんに切る。

Ingredient Memo

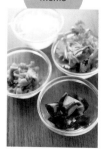

今回のトッピングはこの4種類。ピータンがなければゆで卵でもOK。ラー油や豆板醤を加えてピリ辛味にしたり、ごまや刻んだピーナッツを散らして食感にアクセントをつけたりといったアレンジも楽しめます。

作り方

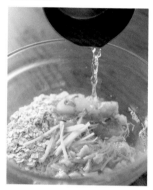

1
耐熱ボウルにオートミール、ほたてを缶汁ごと入れ、**A**を加える。

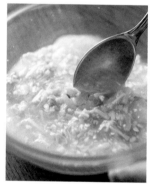

2
全体をさっとまぜる。

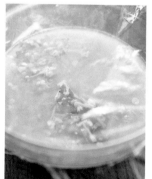

3
ラップをふんわりとかけて電子レンジで3分加熱する。

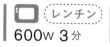
（レンチン）
600W 3分

仕上げ

器に盛って**B**をのせ、ごま油を回しかける。

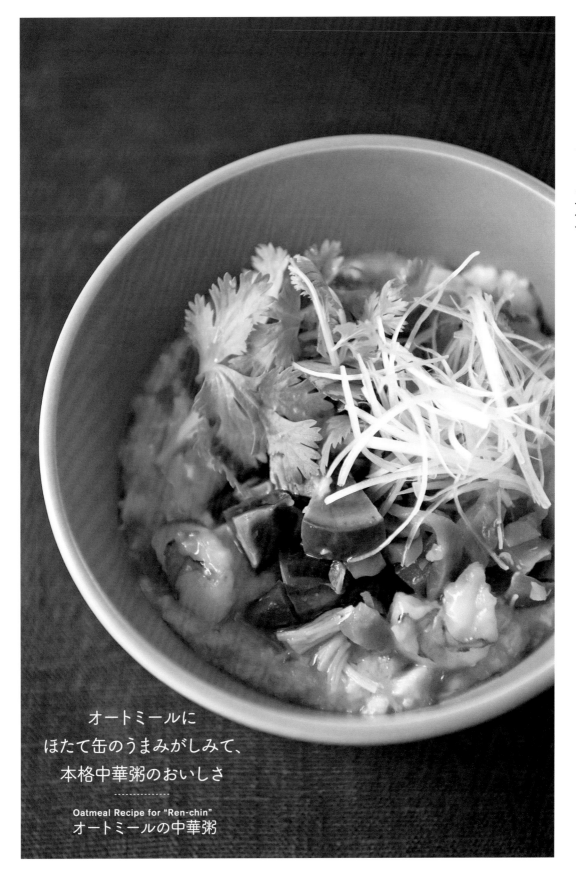

オートミールに
ほたて缶のうまみがしみて、
本格中華粥のおいしさ

Oatmeal Recipe for "Ren-chin"
オートミールの中華粥

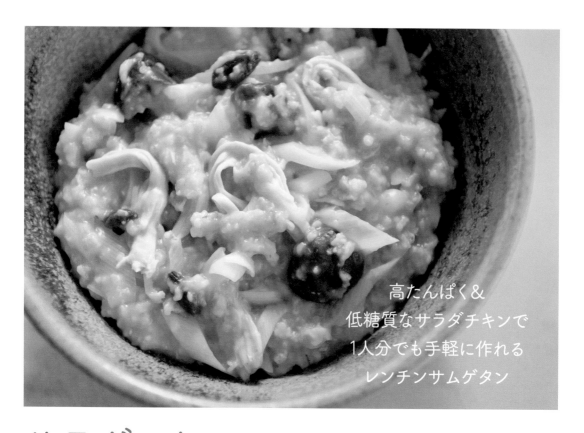

高たんぱく＆
低糖質なサラダチキンで
1人分でも手軽に作れる
レンチンサムゲタン

サラダチキンと
オートミールのサムゲタン

<table>
<tr><td colspan="3">1人分</td></tr>
<tr><td>糖質</td><td>エネルギー</td><td>食物繊維</td></tr>
<tr><td>36.9
g</td><td>252
kcal</td><td>5.2
g</td></tr>
</table>

材料（1人分）

Quick oats

オートミール（クイックオーツ） … 30g

サラダチキン … 40g

A | しょうがの細切り … 1/2かけ分
　 | ねぎ … 10g
　 | むき栗 … 3個
　 | クコの実 … 10粒
　 | 鶏ガラスープのもと … 小さじ1/2
　 | 塩 … ふたつまみ
　 | 水 … 1カップ

準備

・サラダチキンは食べやすくほぐす。
・ねぎは縦半分に切ってから斜め薄切りにする。
・むき栗は半分に割る。

作り方

1. 耐熱ボウルにオートミール、サラダチキン、Aを入れてまぜる。

2. ラップをふんわりとかけて電子レンジで3分加熱する。

🔲 レンチン 600w 3分

Ingredient
Memo

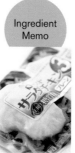

サラダチキンを使えば、手のかかるサムゲタンもラクラク。1人分で気軽に作れるのもメリット。味つけがシンプルなプレーンタイプがおすすめです。

オートミールの **レンチン主食** レシピ

オートミールと
とろみ卵の牛肉クッパ

（1人分）

糖質	エネルギー	食物繊維
20.8 g	336 kcal	4.9 g

材料（1人分）

オートミール（ロールドオーツ）… 30g

Rolled oats

牛もも肉（焼き肉用）… 50g

A｜ねぎ … 20g
　｜しいたけ … 1個
　｜塩 … ふたつまみ
　｜カットわかめ（乾燥）… 2g
　｜こしょう … 少々
　｜にんにくのすりおろし … 1/2かけ分
　｜鶏ガラスープのもと、ごま油
　｜　… 各小さじ1/2
　｜水 … 1カップ

卵 … 1個

いり白ごま … 小さじ1/4

準備

・牛肉は細切りにする。
・ねぎは縦半分に切ってから斜め薄切りにする。
・しいたけは薄切りにする。
・わかめはさっと水で洗う。
・卵は割りほぐす。

作り方

1 耐熱ボウルにオートミール、牛肉、Aを入れてまぜる。

2 ラップをふんわりとかけて電子レンジで3分加熱する。

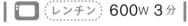 （レンチン）600w 3分

3 とき卵を加え、さっとまぜる。再びラップをかけてさらに15秒ほど加熱する。

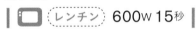 （レンチン）600w 15秒

仕上げ

器に盛ってごまを振り、好みでコチュジャンを添え、糸とうがらしをのせる。

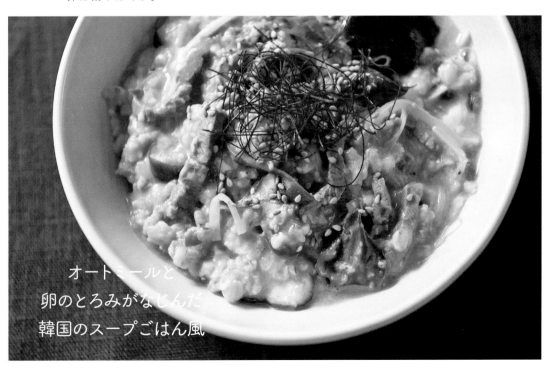

オートミールと
卵のとろみがなじんだ
韓国のスープごはん風

オートミールの
シーフード
パエリヤ

| 1人分 | 糖質 22.8 g | エネルギー 207 kcal | 食物繊維 4.3 g |

材料（1人分）

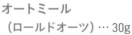

オートミール
（ロールドオーツ）… 30g

サフラン … ひとつまみ
むきえび … 50g
あさり（砂出しずみ）… 5個

A | 玉ねぎ … 30g
　　| パプリカ（赤）… 30g
　　| ピーマン … 1個

B | 塩 … ふたつまみ
　　| こしょう … 少々
　　| オリーブ油 … 小さじ1/2

レモンのくし形切り … 1切れ

準備

・サフランは水大さじ2にひたし、
　色が出るまで10分ほどつけておく。
・えびは背わたを除く。
・あさりは殻をこすり洗いし、水けをきる。
・**A**はそれぞれ5mm角に切る。

Ingredient Memo

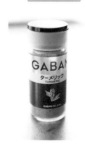

サフランがないときは、
ターメリックパウダー
3振りで代用してもOK。
香りは異なりますが、
きれいなイエローにな
ります。

作り方

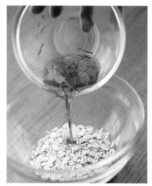

1　耐熱ボウルにオートミールを入れ、サフラン水を加えてまぜる。

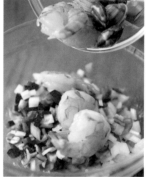

2　**A**、**B**、えび、あさりを加えてさっとまぜる。

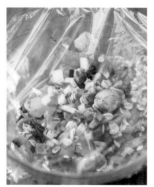

3　ラップをふんわりとかけて電子レンジで3分加熱する。

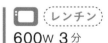 レンチン
600w 3分

仕上げ

ラップをはずして余分な蒸気を飛ばすように全体をよくまぜ、器に盛ってレモンを添える。

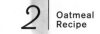
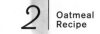

レンチン3分で
ひとりパエリヤが楽しめる！
粒々食感の残る
ロールドオーツで作るのがポイント

Oatmeal Recipe for "Ren-chin"
オートミールのシーフードパエリヤ

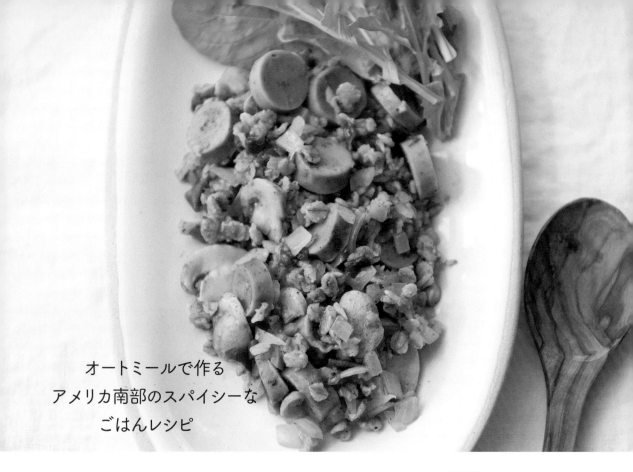

オートミールで作る
アメリカ南部のスパイシーな
ごはんレシピ

オートミールの
ジャンバラヤ

<table>
<tr><td colspan="3">1人分</td></tr>
<tr><td>糖質</td><td>エネルギー</td><td>食物繊維</td></tr>
<tr><td>27.9
g</td><td>237
kcal</td><td>4.3
g</td></tr>
</table>

材料（1人分）

オートミール（ロールドオーツ） … 30g

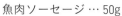
Rolled oats

魚肉ソーセージ … 50g

A | トマト、玉ねぎ … 各30g
　　| マッシュルーム … 2個
　　| カレー粉 … 小さじ1/4
　　| チリパウダー … 5振り
　　| 顆粒スープ … 小さじ1/4
　　| 塩 … ふたつまみ
　　| こしょう … 少々
　　| オリーブ油 … 小さじ1/2

ルッコラ … 10g

準備

・ソーセージは小口切りにする。
・トマト、玉ねぎは5mm角に切る。
・マッシュルームは薄切りにする。

作り方

1. 耐熱ボウルにオートミール、水大さじ2を入れてさっとまぜる。

2. 水がなじんだらソーセージ、**A**を加えてまぜ、ラップをふんわりとかけて電子レンジで3分加熱する。

   ▭ レンチン 600w 3分

3. ラップをはずして余分な蒸気を飛ばすように全体をよくまぜ、器に盛ってルッコラを添える。

Healthy memo

魚肉ソーセージのかわりに、コンビニなどで売られている高たんぱく＆低脂質な鶏ささ身のソーセージ「プロテインバー」もおすすめ。

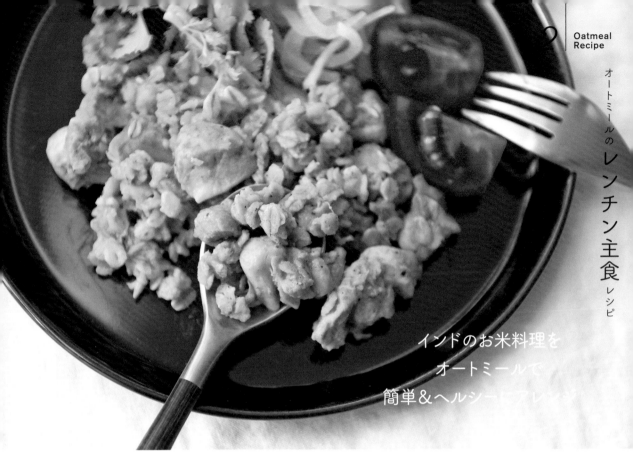

インドのお米料理を
オートミールで
簡単＆ヘルシーにアレンジ

オートミールの**ビリヤニ**

1人分		
糖質 **26.1** g	エネルギー **258** kcal	食物繊維 **4.8** g

材料（1人分）

Rolled oats

オートミール（ロールドオーツ）… 30g

鶏もも肉（皮なし）… 80g

A | にんにくのすりおろし … 1/2かけ分
  | しょうがのすりおろし … 1/2かけ分
  | プレーンヨーグルト … 大さじ1
  | トマトケチャップ … 小さじ1
  | カレー粉 … 小さじ1/2
  | 塩 … ひとつまみ
  | こしょう … 少々

B | パクチー … 5g
  | 赤玉ねぎ … 1/4個
  | トマトのくし形切り … 小2切れ

準備

・鶏肉は小さめの一口大に切り、**A**をもみ込む。

・パクチーは2cm長さに切る。

・赤玉ねぎは横に薄切りにする。

作り方

① 耐熱ボウルにオートミール、水大さじ2を入れてさっとまぜる。

② 水がなじんだら鶏肉を調味料ごと加えてまぜ、ラップをふんわりとかけて電子レンジで3分加熱する。

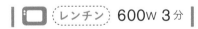
レンチン 600w 3分

③ ラップをはずして余分な蒸気を飛ばすように全体をよくまぜ、器に盛って**B**を添える。

オートミールの
温玉のせ
ピビンパ

1人分	糖質	エネルギー	食物繊維
	26.2 g	383 kcal	5.7 g

材料（1人分）

 Rolled oats

オートミール
（ロールドオーツ）… 30g

牛もも肉（焼き肉用）… 50g

A｜にんにくのすりおろし … 1/4かけ分
　｜しょうがのすりおろし … 1/4かけ分
　｜コチュジャン … 小さじ1
　｜しょうゆ、みりん … 各小さじ1
　｜ごま油 … 小さじ1/2

B｜豆もやしとほうれんそうのナムル
　｜　… 全量（左下参照）
　｜温泉卵 … 1個

刻みのり … 適量

準備

・牛肉は細切りにし、**A**をまぜる。

Cooking Memo

豆もやしと
ほうれんそうの
ナムル

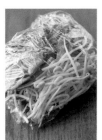

材料（1人分）と作り方

1 豆もやしと3cm長さに
切ったほうれんそう各
50gをラップで包み、
電子レンジ（600W）で
1分加熱する。

2 あら熱がとれたら水け
をしぼり、しょうゆ小
さじ1、塩ひとつまみ、
こしょう少々、すり白
ごま小さじ1/2を加え
てあえる。

作り方

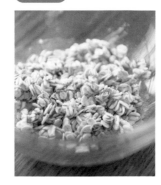

1
耐熱ボウルにオートミール、水大さじ2を入れてさっとまぜる。

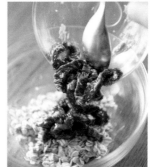

2
水がなじんだら、牛肉を調味料ごと加えてまぜる。

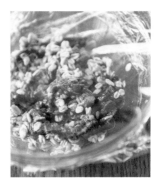

3
ラップをふんわりとかけて電子レンジで3分加熱する。

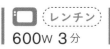 レンチン
600W 3分

仕上げ

ラップをはずして余分な蒸気を飛ばすように全体をよくまぜ、器に盛って**B**と好みでコチュジャンをのせ、のりを散らす。

レンチンたったの3分で、
韓国風の甘辛味がオートミールにしみしみ。
牛肉・卵・ナムルを加えて、
食べごたえも栄養も満点

Oatmeal Recipe for "Ren-chin"
オートミールの温玉のせピビンパ

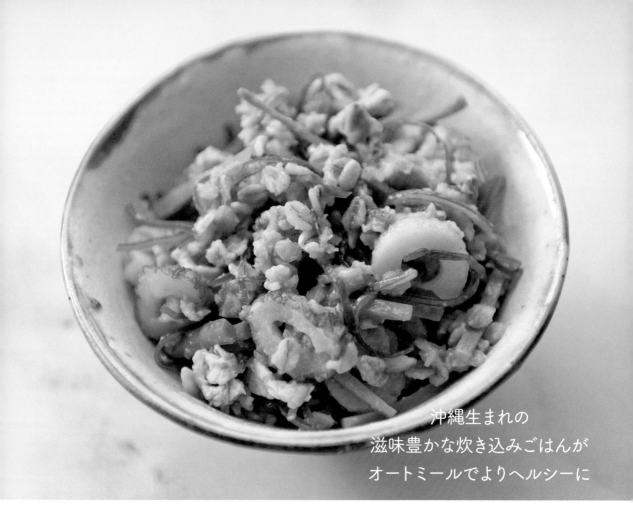

沖縄生まれの
滋味豊かな炊き込みごはんが
オートミールでよりヘルシーに

オートミールの
ジューシー

材料（1人分）

Rolled oats

オートミール（ロールドオーツ）… 30g

A
豚もも切り落とし肉 … 50g
ちくわ … 30g
切りこぶ（生）… 20g
にんじん … 20g
しょうゆ、みりん … 各小さじ2
塩 … ひとつまみ

準備

・豚肉は1cm幅に切る。
・ちくわは5mm厚さの輪切りにする。
・切りこぶは食べやすい長さに切る。
・にんじんは細切りにする。

作り方

1. 耐熱ボウルにオートミール、水大さじ2を入れてさっとまぜる。

2. 水がなじんだらAを加えてまぜ、ラップをふんわりとかけて電子レンジで3分加熱する。

   レンチン 600w 3分

3. ラップをはずして余分な蒸気を飛ばすように全体をよくまぜる。

オートミールと
豚ひき肉のガパオ

1人分

糖質	エネルギー	食物繊維
22.7 g	311 kcal	4.3 g

材料（1人分）

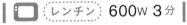
Rolled oats

オートミール（ロールドオーツ）… 30g

豚赤身ひき肉…50g

A｜パプリカ（赤）、玉ねぎ … 各30g
　｜グリーンアスパラガス … 1本
　｜オイスターソース … 小さじ1/2
　｜ナンプラー … 小さじ1
　｜こしょう … 少々
　｜赤とうがらしの小口切り … ひとつまみ

温泉卵 … 1個
バジルの葉 … 適量

準備

・パプリカ、玉ねぎはあらみじんに切る。
・アスパラは5mm厚さの小口切りにする。

作り方

1 耐熱ボウルにオートミール、水大さじ2を入れてさっとまぜる。

2 別のボウルにひき肉とAをまぜ合わせ、1に加えてまぜる。ラップをふんわりとかけて電子レンジで3分加熱する。

▭ レンチン 600w 3分

3 ラップをはずして余分な蒸気を飛ばすように全体をよくまぜ、器に盛って温泉卵、バジルをのせる。

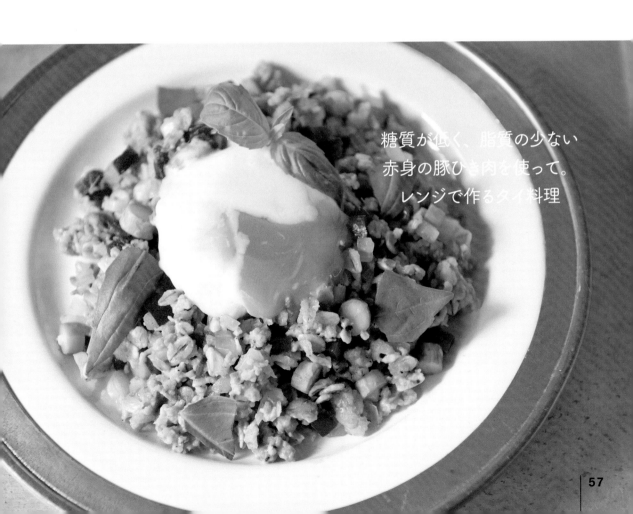

糖質が低く、脂質の少ない
赤身の豚ひき肉を使って。
レンジで作るタイ料理

オートミールの
タコライス

1人分 | 糖質 26.0 g | エネルギー 363 kcal | 食物繊維 6.0 g

材料（1人分）

Rolled oats

オートミール
（ロールドオーツ）… 30g

牛ひき肉 … 50g

A 玉ねぎのみじん切り … 20g
トマトケチャップ … 小さじ2
チリパウダー … 3振り
クミンパウダー … 3振り
オレガノ（ドライ）… 3振り
粉チーズ … 小さじ1
塩 … ひとつまみ
こしょう … 少々

B レタス … 20g
アボカド … 1/4個
ミニトマト … 3個

準備

・レタスは細切りにする。
・アボカドは1cm角に切る。
・ミニトマトは四つ割りにする。

作り方

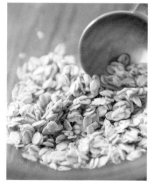

1
耐熱ボウルにオートミール、水大さじ2を入れてさっとまぜる。

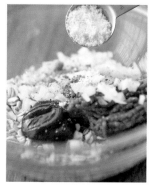

2
水がなじんだら、ひき肉、**A**を加えてまぜる。

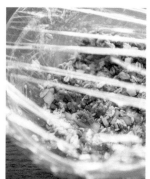

3
ラップをふんわりとかけて電子レンジで3分加熱する。

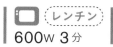
レンチン
600w 3分

仕上げ

ラップをはずして余分な蒸気を飛ばすように全体をよくまぜ、器に盛って**B**を添える。

Healthy memo

タコライスに添えるレタス、アボカドは糖質が低めでビタミンたっぷり。好みで刻んだチーズを散らして、たんぱく質をさらにプラスしても。

〝タコス〟と〝ライス〟を合体させた
沖縄生まれの一皿が
オートミールでヘルシーに変身！

Oatmeal Recipe for "Ren-chin"
オートミールのタコライス

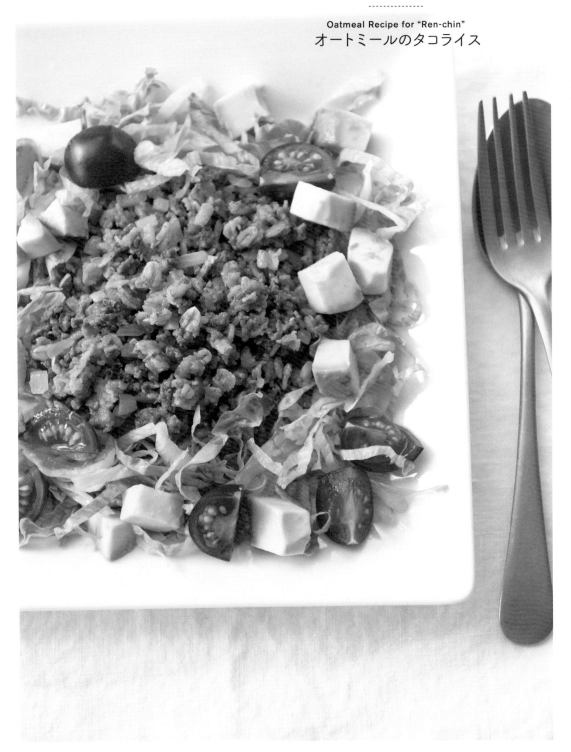

オートミールと かにかまの 卵チャーハン

| 1人分 | 糖質 20.8 g | エネルギー 257 kcal | 食物繊維 4.0 g |

材料（1人分）

Rolled oats

オートミール
（ロールドオーツ）… 30g

A｜かに風味かまぼこ … 2本 (10g)
　｜ロースハム … 1枚
　｜ザーサイ（味つき）… 10g
　｜ねぎ … 20g
　｜ごま油 … 小さじ1/2
　｜しょうゆ … 小さじ1/2
　｜塩 … ひとつまみ
　｜こしょう … 少々

卵 … 1個
いり白ごま … 小さじ1/2
刻みのり … 適量

準備

・かにかまは1cm長さに
　切ってほぐす。
・ハム、ザーサイ、ねぎは
　あらみじんに切る。
・卵は割りほぐす。

Ingredient Memo

具はお好みでアレンジで
きますが、切らずに使え
る鮭フレークやちりめん
じゃこ、さくらえびなど
が便利です。どれも表記
の加熱時間と同じでOK。

作り方

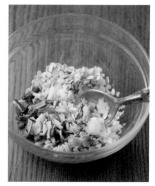

1
耐熱ボウルにオートミール、
水大さじ2を入れてさっとま
ぜる。水がなじんだらAを加
えてまぜる。

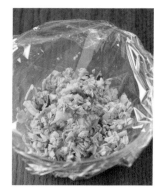

2
ラップをふんわりとかけて電
子レンジで3分加熱する。

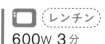
レンチン
600w 3分

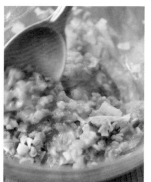

3
ラップをはずして余分な蒸気
を飛ばすようによくまぜ、と
き卵を加えてまぜる。ラップ
をしないで30秒加熱する。

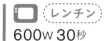
レンチン
600w 30秒

仕上げ

白ごまを加えてよくまぜ、器に盛ってのりを散らす。

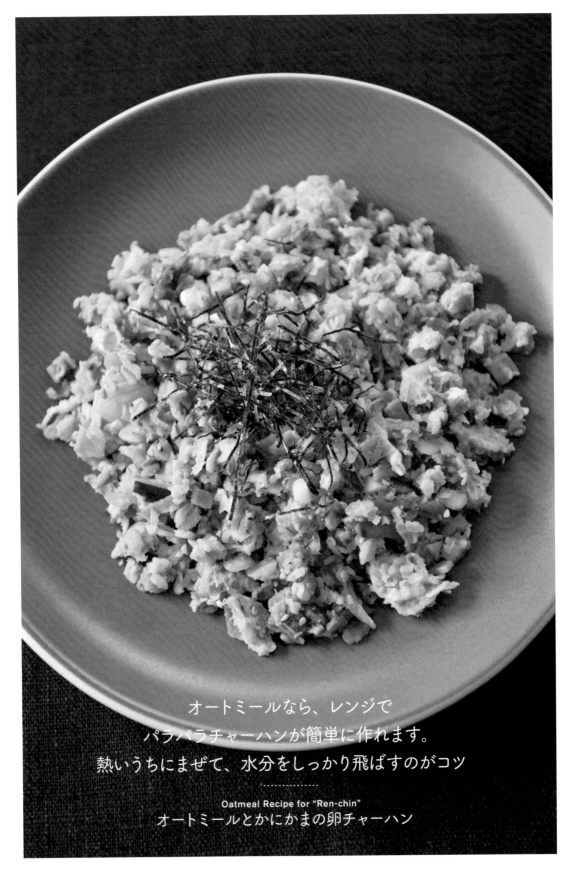

オートミールの **レンチン主食** レシピ

オートミールなら、レンジで
パラパラチャーハンが簡単に作れます。
熱いうちにまぜて、水分をしっかり飛ばすのがコツ

- - - - - - - - - - - - - - -

Oatmeal Recipe for "Ren-chin"
オートミールとかにかまの卵チャーハン

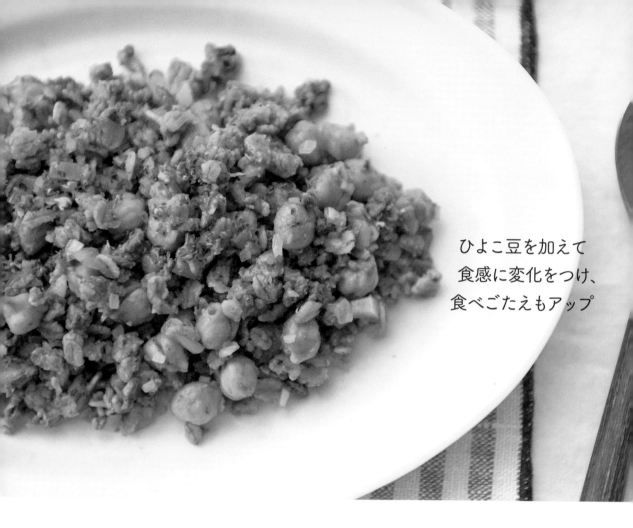

ひよこ豆を加えて
食感に変化をつけ、
食べごたえもアップ

オートミールとひよこ豆の
ビーフドライカレー

1人分		
糖質	エネルギー	食物繊維
30.0 g	**306** kcal	**10.0** g

材料（1人分）

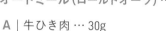
Rolled oats

オートミール（ロールドオーツ）… 30g

A　牛ひき肉 … 30g
　　ひよこ豆水煮 … 50g
　　トマトピュレ … 大さじ1
　　玉ねぎのみじん切り … 20g
　　にんにくのみじん切り … 1/2かけ分
　　しょうがのみじん切り … 1/2かけ分
　　カレー粉 … 小さじ1/2
　　塩 … ふたつまみ
　　こしょう … 少々
パセリのみじん切り … 適量

作り方

① 耐熱ボウルにオートミール、水大さ
じ2を入れてさっとまぜる。

② 水がなじんだらAを加えてまぜ、ラ
ップをふんわりとかけて電子レンジ
で3分加熱する。

レンチン 600w 3分

③ ラップをはずして余分な蒸気を飛ば
すように全体をよくまぜ、器に盛っ
てパセリを散らす。

オートミールの
オムライス

1人分		
糖質 **29.4** g	エネルギー **348** kcal	食物繊維 **3.6** g

材料（1人分）

オートミール（ロールドオーツ）… 30g

Rolled oats

A 鶏もも肉 … 50g
　　玉ねぎのみじん切り … 30g
　　ミックスベジタブル … 30g
　　トマトケチャップ … 大さじ1
　　塩 … ひとつまみ
　　こしょう … 少々

卵 … 1個
パセリのみじん切り … 適量

準備

・鶏肉は1.5cm角に切る。
・ミックスベジタブルは冷凍であれば、
　流水にくぐらせて解凍する。
・卵は割りほぐす。

作り方

1 耐熱の器にオートミール、水大さじ
　　2を入れてさっとまぜる。

2 水がなじんだら**A**を加えてまぜ、ラ
　　ップをふんわりとかけて電子レンジ
　　で3分加熱する。

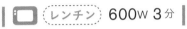
レンチン 600w 3分

3 とき卵を回しかけ、再びラップをか
　　けて50秒加熱する。好みでトマトケ
　　チャップをかけ、パセリを振る。

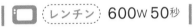
レンチン 600w 50秒

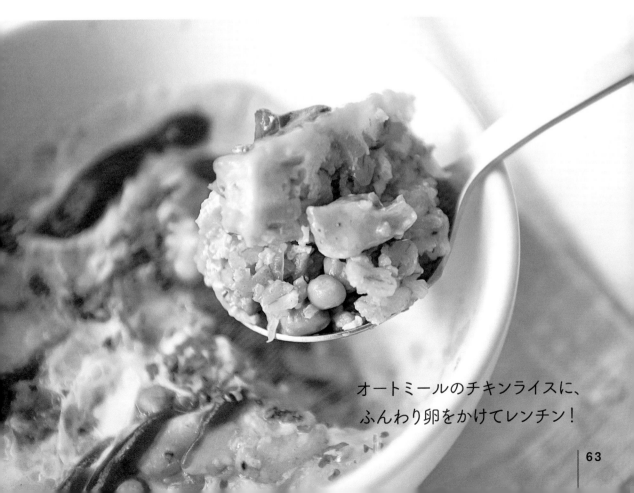

オートミールのチキンライスに、
ふんわり卵をかけてレンチン！

オートミールの
アボカド
サーモンちらしずし

1人分	糖質	エネルギー	食物繊維
	25.5 g	378 kcal	6.3 g

材料（1人分）

Rolled oats

オートミール
（ロールドオーツ）… 40g

酢…小さじ2

A｜サーモン（刺し身用）
　　… 60g
　　アボカド … 1/4個
　　きゅうりの浅漬け（市販）
　　… 40g

刻みのり … 適量

いり白ごま … 小さじ1/2

準備

・サーモン、アボカド、きゅうりは
　それぞれ1cm角に切る。

作り方

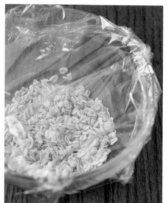

1

耐熱の器にオートミール、水大さじ4を入れてさっとまぜる。ラップをふんわりとかけて電子レンジで3分加熱する。

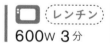
レンチン
600w 3分

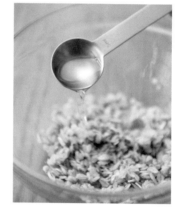

2

酢を回し入れてまぜ、あら熱がとれるまでおく。

仕上げ

器に盛り、のり、Aをのせてごまを振り、好みでしょうゆ少々をかける。

Healthy memo

ごはんで作る一般的なすしめしは酢、砂糖、塩で味つけされていますが、今回は酢をまぜるだけ。余分な糖質はカットして、オートミールに合うさっぱり味に仕上げます。トッピングも低糖質なサーモンやアボカドがおすすめ。

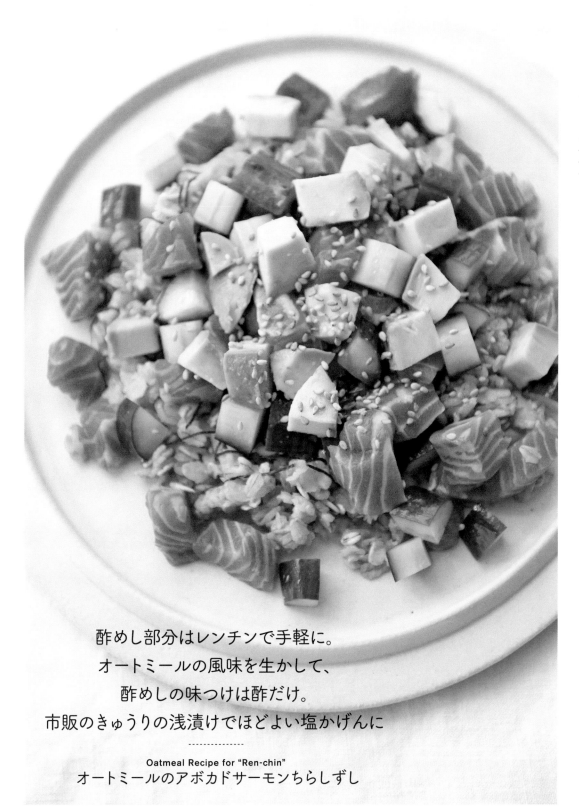

酢めし部分はレンチンで手軽に。
オートミールの風味を生かして、
酢めしの味つけは酢だけ。
市販のきゅうりの浅漬けでほどよい塩かげんに

- - - - - - - - - - - - -

Oatmeal Recipe for "Ren-chin"
オートミールのアボカドサーモンちらしずし

オートミールの ヘルシースープ

オートミールの ミネストローネ

1人分

糖質	エネルギー	食物繊維
26.1 g	205 kcal	5.1 g

材料（2人分）

Quick oats

オートミール
（クイックオーツ）… 60g

玉ねぎ…50g

A│ セロリ … 50g
　│ トマト … 100g
　│ ズッキーニ … 50g

B│ トマトジュース（食塩無添加）
　│ 　… 1カップ
　│ 顆粒スープ … 小さじ1/2
　│ 水 … 2カップ

塩 … 小さじ2/3
こしょう … 少々
オリーブ油 … 小さじ2
粉チーズ … 適量

イタリアンの
定番スープも、
オートミールで
栄養アップ

準備

・玉ねぎ、セロリ、トマトは1cm角に切る。
・ズッキーニは5mm厚さのいちょう切り
　にする。

作り方

❶ なべにオリーブ油を熱して玉ねぎを
　入れ、しんなりするまでいためる。

❷ オートミール、A、Bを加え、煮立
　ったら3分ほど煮て塩、こしょうを
　振る。

❸ 器に盛り、粉チーズをかける。

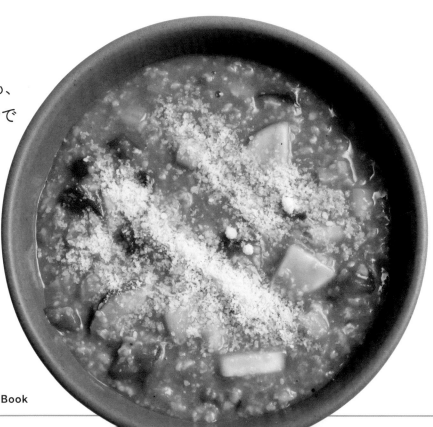

スープは、オートミールをとり入れやすい料理のひとつ。
オートミールを加えると、食物繊維や鉄などが強化されたヘルシースープになるだけでなく、
食べごたえや腹もちもアップします。

オートミールの
クラムチャウダー

1人分		
糖質	エネルギー	食物繊維
28.8 g	**250** kcal	**3.9** g

材料（2人分）

オートミール
（クイックオーツ）… 60g

A キャベツ … 50g
玉ねぎ … 50g
にんじん … 30g
水 … 3カップ

あさり水煮缶 … 1缶（130g）
スキムミルク … 大さじ4
塩 … 小さじ1/2
こしょう … 少々

準備

・キャベツ、玉ねぎは1cm角に切る。
・にんじんは5mm厚さのいちょう切りにする。

作り方

① なべにオートミール、Aを入れて火にかけ、煮立ってから3分ほど煮る。

② 火を止めて、あさりを缶汁ごと加える。スキムミルクを加えてよくまぜ、塩、こしょうを振る。

③ 再び火にかけてあたためる。器に盛り、好みであらびき黒こしょうを振る。

Cooking Memo

スキムミルクは熱々の中に加えるととけにくいので、あさりを加えて少し温度を下げてから加え、よくまぜてとけたら再び火にかけてあたためます。

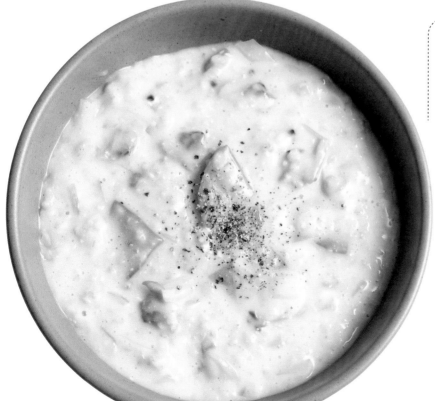

エネルギーが
牛乳の約半分の
スキムミルクを
活用した、
あっさり仕立て

オートミールの**ヘルシースープ**

ピリ辛スープとなじんだ
オートミールの食感は、まるでごはん！

オートミールの
スンドゥブ

1人分	糖質	エネルギー	食物繊維
	27.1 g	**437** kcal	**5.6** g

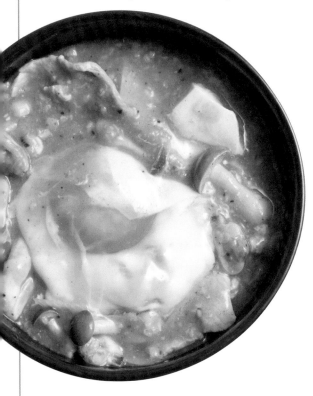

Quick oats

材料（2人分）

オートミール（クイックオーツ）… 60g

絹ごしどうふ … 150g
豚こまぎれ肉 … 60g
ねぎ … 40g
しめじ … 50g

A｜鶏ガラスープのもと
　　… 小さじ1/2
　｜水 … 3カップ

あさり水煮缶
　… 1缶（130g）

B｜白菜キムチ … 100g
　｜コチュジャン
　　　… 小さじ1
　｜しょうゆ … 小さじ2
　｜塩 … 少々

卵 … 2個

準備

・ねぎは縦半分に切ってから斜め薄切りにする。
・しめじはほぐす。
・キムチは一口大に切る。

作り方

❶ なべにA、ねぎ、しめじを入れて火にかけ、軽く煮立ったら豚肉を加えて煮る。

❷ 豚肉に火が通ったら、とうふをスプーンですくって加え、オートミール、B、あさりを缶汁ごと加え、2〜3分煮る。

❸ 卵を割り落としてふたをし、半熟に火を通す。

火を使わずに作れて簡単！
お茶づけ感覚で味わって

オートミールと
さば缶の冷や汁

1人分	糖質	エネルギー	食物繊維
	25.6 g	**351** kcal	**3.7** g

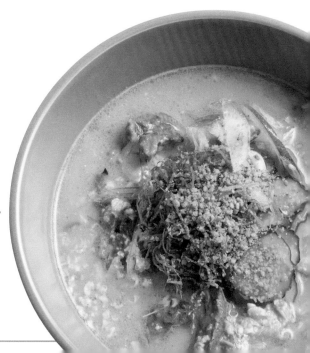

材料（2人分）

Quick oats

オートミール
（クイックオーツ） … 60g

豆乳（無調整）… 2.5カップ
塩 … 小さじ2/3
A | さくらえび … 4g
　 | ザーサイ（刻んだもの）… 20g
　 | 細ねぎの小口切り … 10g
ラー油 … 小さじ1/2
黒酢 … 小さじ1

オートミールの
台湾風豆乳スープ

1人分	糖質	エネルギー	食物繊維
	25.8 g	252 kcal	3.9 g

作り方

1. なべにオートミール、豆乳、塩を入れて火にかけ、煮立ってから3分ほど煮る。

2. 器に盛って**A**をのせ、ラー油、黒酢を回しかける。

Healthy memo

「調製豆乳」は砂糖や塩などを加えて味をととのえているので、糖質＆エネルギーともに高め。ヘルシーに仕上げるなら「無調整豆乳」がおすすめです。

材料（2人分）

Quick oats

オートミール
（クイックオーツ） … 60g

さばみそ煮缶 … 1缶（200g）
だし … 1.5カップ
A | きゅうりの浅漬け（市販）
　 | 　… 40g
　 | 青じそ … 4枚
　 | みょうが … 1個
すり白ごま … 小さじ2

準備

・きゅうりの浅漬けは小口切りにする。
・青じそ、みょうがは細切りにする。

作り方

1. ボウルにオートミール、だし、さばを缶汁ごと入れ、2〜3分おく。

2. 味をみて足りなければ塩少々で味をととのえる。器に盛り、**A**をのせ、ごまを振る。

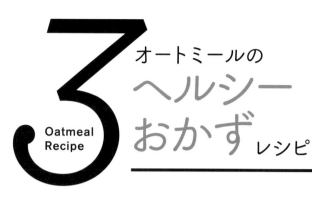

3
Oatmeal Recipe

オートミールの
**ヘルシー
おかず** レシピ

いつものおかずやサラダに
オートミールをプラスするだけで、
主食を食べなくても
おなかが満たされる食べごたえに！
腸活にも大活躍してくれるヘルシーおかず

オートミールの
とうふ
ナゲット

1人分	糖質	エネルギー	食物繊維
	29.2 g	**406** kcal	**3.9** g

材料（2人分）

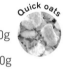
Quick oats

オートミール
（クイックオーツ）… 60g

A｜鶏むねひき肉 … 50g
　｜木綿どうふ … 100g
　｜玉ねぎのすりおろし
　｜　… 大さじ1
　｜カレー粉 … 小さじ1/4
　｜塩、こしょう … 各少々

オリーブ油 … 大さじ3
サニーレタス … 適量

B｜トマトケチャップ
　｜　… 大さじ2
　｜スイートチリソース
　｜　… 大さじ1

準備

・とうふはキッチンペーパーで
　包み、皿などで重しをして10
　分ほどおいて水けをきる。
・Bはまぜる。

作り方

1　ボウルにオートミール50g、Aを入
　れ、とうふをつぶしながらまぜ合わ
　せ、8等分して丸める。

2　オートミール10gはフードプロセッ
　サーで粉状にし、1にまぶす。

3　フライパンにオリーブ油を熱して2
　を並べ、焼き色がついたら上下を返
　し、両面がこんがりするまで揚げ焼
　きにする。器に盛り、サニーレタス、
　Bを添える。

衣はこまかく砕い
たオートミール！

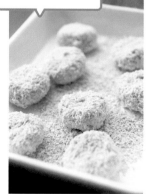

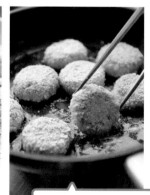

少量のオリーブ油で
カリッと揚げ焼きに。

オートミールの **ヘルシーおかず** レシピ

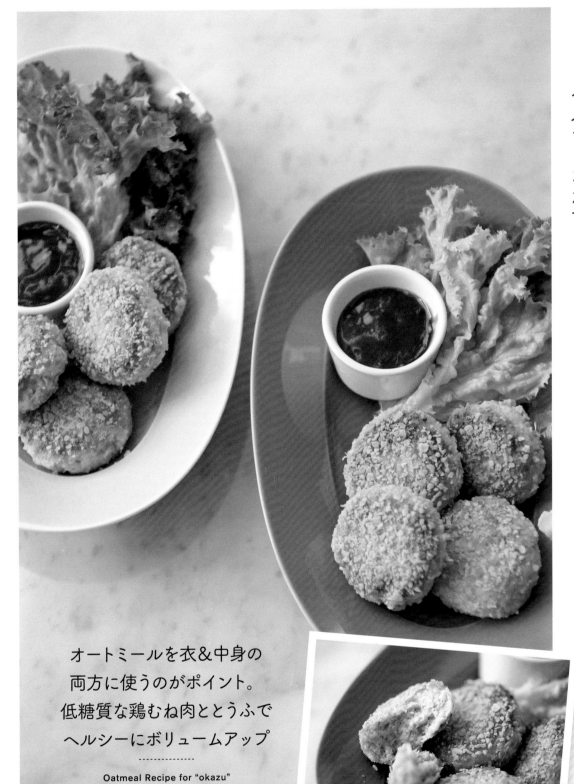

オートミールを衣&中身の
両方に使うのがポイント。
低糖質な鶏むね肉ととうふで
ヘルシーにボリュームアップ

Oatmeal Recipe for "okazu"
オートミールのとうふナゲット

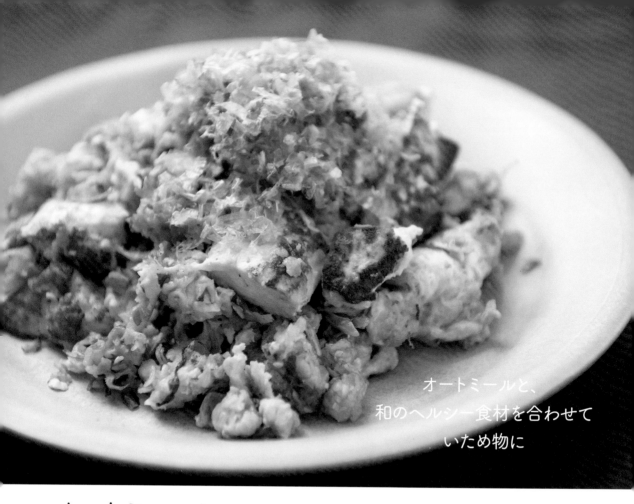

オートミールと、
和のヘルシー食材を合わせて
いため物に

オートミールと
高菜じゃこのチャンプルー

1人分			
	糖質	エネルギー	食物繊維
	16.7 g	**334** kcal	**3.5** g

材料（2人分）

Quick oats

オートミール（クイックオーツ） … 50g

木綿どうふ…200g

A｜ちりめんじゃこ … 15g
　｜高菜漬け（刻んだもの）… 30g
　｜卵 … 2個

ごま油 … 大さじ1

B｜塩 … ふたつまみ
　｜こしょう … 少々
　｜しょうゆ … 小さじ1

削り節 … 3g

準備

・とうふはキッチンペーパーで包み、皿などで重しを
　して10分ほどおいて水けをきり、一口大にくずす。
・卵は割りほぐす。

作り方

❶ ボウルにオートミール、水1/4カップ
　を入れてさっとまぜる。

❷ フライパンにごま油を熱し、とうふを
　入れて焼きつけ、1、Aを加えていた
　め合わせる。

❸ 全体になじんだらBを加え、さっとい
　ためる。器に盛り、削り節をのせる。

オートミールの **ヘルシーおかず** レシピ

オートミール入り
ミニトマトソースのハンバーグ

材料（2人分）

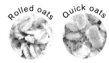

Rolled oats　Quick oats

オートミール（ロールドオーツ）… 40g
オートミール（クイックオーツ）… 40g

A
- 木綿どうふ … 200g
- 卵 … 2個
- 玉ねぎのみじん切り … 50g
- 塩 … 小さじ1/3
- こしょう … 少々

ミニトマト … 6個

B
- トマトケチャップ … 大さじ2
- ウスターソース … 小さじ2
- 粒マスタード … 小さじ1

サラダ油 … 小さじ2
ゆで卵 … 1個
ブロッコリー … 100g

1人分		
糖質	エネルギー	食物繊維
36.5 g	451 kcal	7.1 g

作り方

① ボウルに2種類のオートミール、**A**を入れ、とうふをつぶしながらよくまぜ合わせる。10分ほどおいてなじませ、2等分して小判形にまとめる。

② 玉ねぎをいためたフライパンにサラダ油小さじ1を熱し、**1**を入れて焼く。焼き色がついたら上下を返し、両面に焼き色をつける。

③ ミニトマトを加え、ふたをして2分ほど蒸し焼きにし、**B**を加えてさっとまぜ、ひと煮立ちさせる。器に盛り、半分に切ったゆで卵、ブロッコリーを添える。

準備

・とうふはキッチンペーパーで包み、皿などで重しをして10分ほどおいて水けをきる。
・玉ねぎは、サラダ油小さじ1でしんなりするまでいためる。
・ミニトマトは四つ割りにする。
・ブロッコリーは小房に分け、ゆでる。

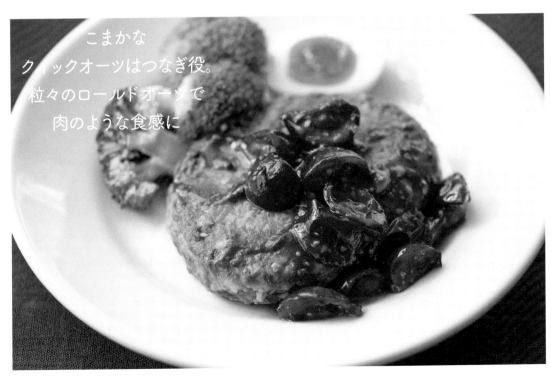

こまかなクイックオーツはつなぎ役。粒々のロールドオーツで肉のような食感に

オートミールで
生ハムと
ブロッコリーのグラタン

1人分	糖質	エネルギー	食物繊維
	11.4 g	**238** kcal	**3.3** g

材料（2人分）

オートミール
（クイックオーツ） … 30g

Quick oats

A｜ 絹ごしどうふ … 200g
　｜ 塩 … 小さじ1/2
　｜ こしょう … 少々
　｜ 顆粒スープ … 小さじ1/2
　｜ オリーブ油 … 小さじ1

生ハム … 40g
ブロッコリー … 100g
塩 … 少々
ピザ用チーズ … 20g

準備

・ とうふは軽く水けをきる。
・ ブロッコリーは小房に分けて塩を加えた
　熱湯でゆで、水けをきる。

作り方

1 ボウルにオートミール、Aを入れてとうふをつぶしながらよくまぜ合わせる。

2 グラタン皿2枚に1を等分に敷き、ブロッコリー、ちぎった生ハムを入れてチーズをのせる。

3 オーブントースターに入れ、チーズに焼き色がつくまで焼く。

🔲 （ オーブントースター ）
焼き色がつくまで

※オーブンの場合は、230度に予熱をし、10分ほど焼く。

とうふの水分を吸ってオートミールがしっとりソースに。

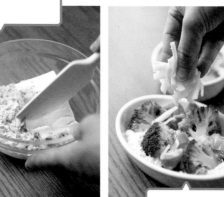

Healthy memo

小麦粉や牛乳で作るホワイトソースと違い、とうふとオートミールをまぜて作るソースなら超簡単。そのうえ、無理なく食物繊維＆植物性たんぱく質がとれてヘルシー度もアップします。

ブロッコリーでビタミンを、生ハム＆チーズでたんぱく質をトッピング。

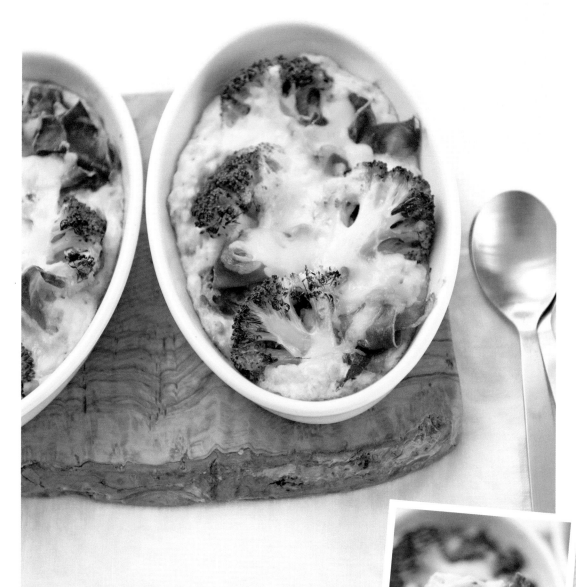

オートミールがごはんみたいな食感で、
ドリア風に楽しめる！
一皿でおなかも大満足

・・・・・・・・・・・・・・・

Oatmeal Recipe for "okazu"
オートミールで
生ハムとブロッコリーのグラタン

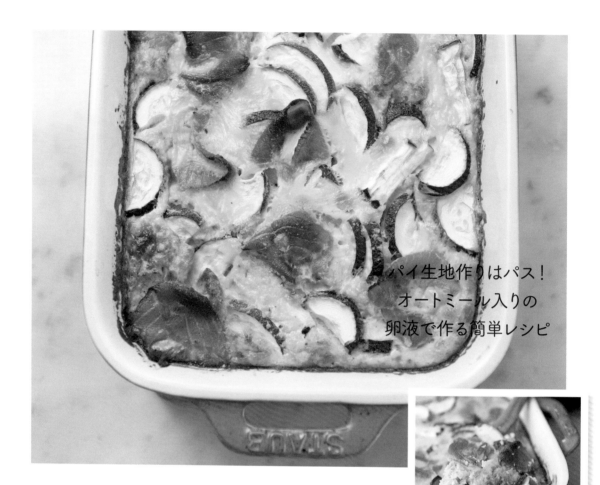

パイ生地作りはパス！
オートミール入りの
卵液で作る簡単レシピ

オートミールと
サーモンのキッシュ風

材料（2人分）

Quick oats

オートミール（クイックオーツ）… 40g

A │ 卵 … 2個
　│ 牛乳 … 1カップ
　│ 粉チーズ … 大さじ4
　│ 塩 … 小さじ1/2
　│ こしょう … 少々

スモークサーモン … 80g

ズッキーニ … 小1本（100g）

準備

・ スモークサーモンは一口大にちぎる。
・ ズッキーニは5mm厚さの半月切りにする。

| 1人分 | 糖質 18.1 g | エネルギー 350 kcal | 食物繊維 2.5 g |

作り方

1 ボウルにオートミール、Aを入れてよく
　まぜ合わせる。

2 サーモン、ズッキーニを加えてさっとま
　ぜ、耐熱容器に入れて平らにならす。

3 200度に予熱したオーブンに入れ、25分
　ほど焼く。

オーブン 200度 25分

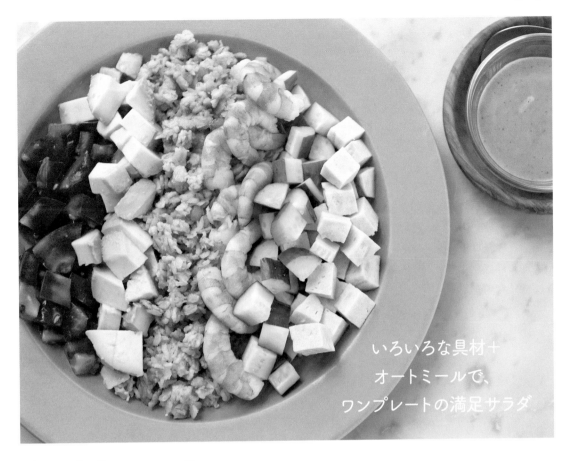

いろいろな具材＋
オートミールで、
ワンプレートの満足サラダ

オートミールで
オーロラソースのコブサラダ

材料（2人分）

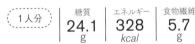 Rolled oats

オートミール（ロールドオーツ）… 50g

オリーブ油 … 小さじ1

A｜きゅうり … 2/3本
　｜トマト … 小1個
　｜アボカド … 1/2個
　｜サラダチキン … 50g

ボイルえび … 80g

B｜トマトケチャップ … 大さじ2
　｜マヨネーズ … 大さじ1
　｜にんにくのすりおろし … 1/2かけ分
　｜レモン汁 … 小さじ1
　｜チリパウダー … 3振り
　｜塩 … 小さじ1/4
　｜こしょう … 少々

1人分	糖質	エネルギー	食物繊維
	24.1 g	**328** kcal	**5.7** g

準備

・Aは1cm角に切る。
・Bはまぜる。

作り方

① 耐熱ボウルにオートミール、水1/2カップを入れてさっとまぜ、ラップをふんわりとかけて電子レンジで3分加熱する。

■□ レンチン 600w 3分 ■

② オリーブ油を加えてまぜ、あら熱をとる。

③ 器に1、A、えびを盛り合わせる。食べる直前にBをかけて全体をまぜ合わせる。

オートミールで
カッテージチーズと
黒オリーブのタブレ

1人分	糖質 **21.8** g	エネルギー **209** kcal	食物繊維 **4.0** g

材料（2人分）

オートミール
（ロールドオーツ）… 50g

Rolled oats

オリーブ油 … 小さじ2

A │ 赤玉ねぎ … 1/4個
　│ パプリカ（赤）… 1/4個
　│ ズッキーニ … 1/2本
　│ カッテージチーズ … 50g
　│ 黒オリーブ（輪切り）… 30g

B │ 白ワインビネガー … 大さじ1
　│ はちみつ … 小さじ1
　│ 塩 … ふたつまみ
　│ こしょう … 少々

バジルの葉 … 適量

準備

・ 赤玉ねぎ、パプリカ、ズッキーニは1cm
　角に切る。
・ Bはまぜる。

作り方

1 耐熱ボウルにオートミール、水1/2
カップを入れてさっとまぜ、ラップ
をふんわりとかけて電子レンジで3
分加熱する。

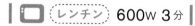
│ □ （レンチン） 600w 3分 │

2 オリーブ油を加えてまぜ、あら熱を
とる。

3 A、ちぎったバジルを加えてまぜ、
Bであえる。

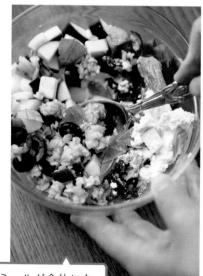

オートミールが全体にな
じむまでしっかりあえて。

Healthy memo

フランスでは、セモリナ粉
で作られる小さな粒状のパ
スタ、クスクスを使います。
これをオートミールにチェン
ジすることで、食物繊維
量は2倍以上に。ロールド
オーツで作れば、かみごた
えがアップして食べすぎ防
止にも。

オ ー ト ミ ー ル の **ヘルシーおかず** レシピ

フランスではクスクスで作る
おしゃれなサラダを
オートミールでヘルシーにアレンジ

Oatmeal Recipe for "okazu"
オートミールでカッテージチーズと
黒オリーブのタブレ

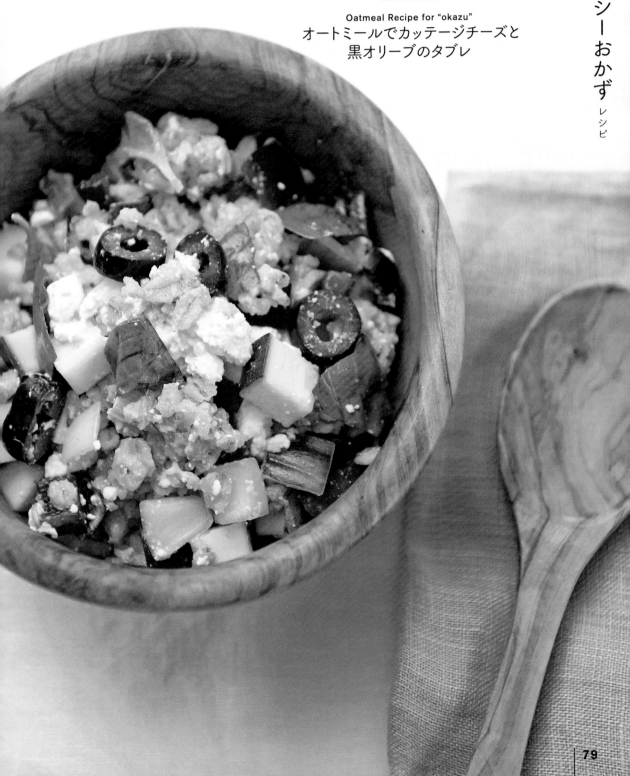

オートミールの
ガドガド風サラダ

糖質	エネルギー	食物繊維
19.9 g	419 kcal	6.5 g

材料（2人分）

オートミール
（ロールドオーツ）… 50g

オリーブ油 … 小さじ1

A 厚揚げ … 1/2枚（110g）
　　 ゆで卵 … 2個
　　 さやいんげん … 50g
　　 もやし … 100g

B プレーンヨーグルト … 大さじ1
　　 ねり白ごま … 大さじ2
　　 玉ねぎのすりおろし … 大さじ2
　　 にんにくのすりおろし
　　　　 … 1/2かけ分
　　 しょうがのすりおろし
　　　　 … 1/2かけ分
　　 ナンプラー … 小さじ2
　　 オイスターソース … 小さじ1
　　 カレー粉 … 小さじ1/4

準備

・ 厚揚げは魚焼きグリルなどで表面を焼き、一口大に切る。
・ ゆで卵はフォークなどで食べやすい大きさにくずす。
・ いんげんはゆでて3cm長さに切る。
・ もやしはさっとゆで、水けをしぼる。
・ Bはまぜる。

作り方

1. 耐熱ボウルにオートミール、水1/2カップを入れてさっとまぜ、ラップをふんわりとかけて電子レンジで3分加熱する。

   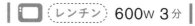 レンチン 600w 3分

2. オリーブ油を加えてまぜ、あら熱をとる。

3. 器に2、Aを盛り合わせてBをかけ、食べる直前に全体をまぜ合わせる。

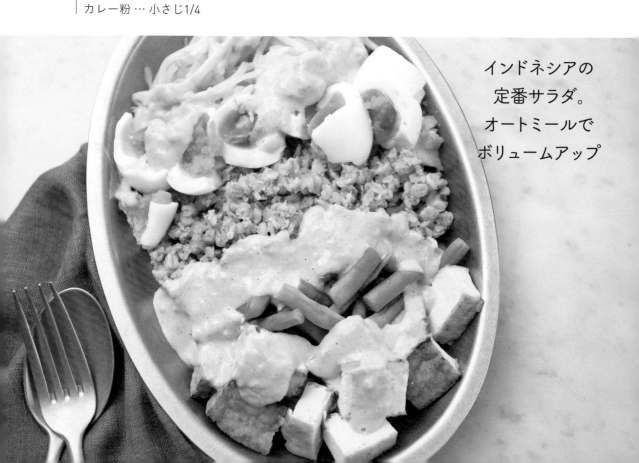

インドネシアの
定番サラダ。
オートミールで
ボリュームアップ

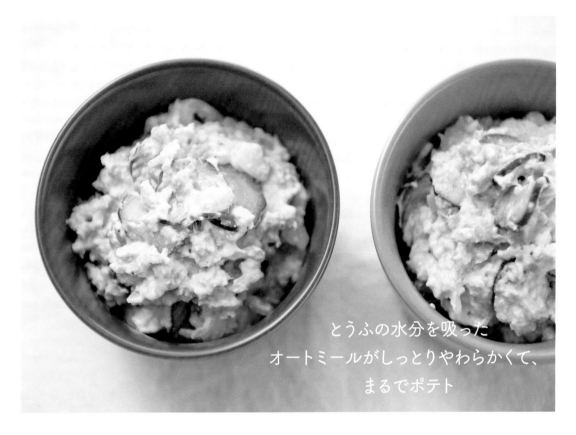

オートミールの **ヘルシーおかず** レシピ

とうふの水分を吸った
オートミールがしっとりやわらかくて、
まるでポテト

オートミールととうふで
鮭のポテサラ風

1人分		
糖質 **19.3** g	エネルギー **240** kcal	食物繊維 **3.2** g

材料（2人分）

オートミール（クイックオーツ） … 50g Quick oats

絹ごしどうふ … 150g

鮭フレーク … 25g

きゅうり … 1/2本

サラダ玉ねぎ … 1/4個

塩 … ふたつまみ

A | オリーブ油 … 小さじ2
  | 酢 … 大さじ1
  | 塩 … ひとつまみ
  | こしょう … 少々

準備

・きゅうりは小口切りにする。

・玉ねぎは横に薄切りにする。

作り方

❶ ボウルにオートミール、とうふを入れ、とうふをくずしながらまぜ合わせ、10分ほどおく。

❷ 別のボウルにきゅうり、玉ねぎを入れ、塩を加えて軽くもみ、10分ほどおいて水けをしぼる。

❸ **1**に**2**、鮭フレーク、**A**を加えてあえる。

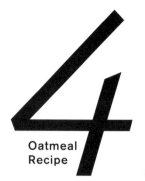

4
Oatmeal Recipe

オートミールの
糖質控えめ
粉物 レシピ

小麦粉のかわりに
オートミールを使えば、糖質を抑えて
粉物料理を楽しむことができます。
腸活にうれしい食物繊維を
たっぷりとれるのもメリット

オートミールの
サラダパンケーキ

(1人分)

糖質	エネルギー	食物繊維
38.9 g	588 kcal	6.0 g

材料 (2人分)

Quick oats

オートミール
（クイックオーツ）… 80g

A スキムミルク … 40g
卵 … 2個
ベーキングパウダー … 小さじ1
低脂肪牛乳 … 1/2カップ

オリーブ油（またはココナッツギー）
… 大さじ2弱（20g）

B スモークサーモン … 6枚（80g）
アボカド … 1/2個
ベビーリーフ … 20g
赤玉ねぎ … 10g

C 塩 … ふたつまみ
こしょう … 少々
オリーブ油 … 小さじ2

準備

・ アボカドは食べやすい大きさに切る。
・ 赤玉ねぎは横に薄切りにし、ベビーリーフと合わせて水につけ、水けをきる。

作り方

1 ボウルにオートミール、**A**を入れてまぜ合わせる。

2 フライパンにオリーブ油の半量を入れて弱めの中火で熱し、**1**の半量を流し入れて3分ほど焼く。

3 焼き色がついたら上下を返し、さらに3分焼く。残りも同様に焼く。

仕上げ

器に盛り、**B**をのせて**C**を振る。

Healthy memo

生地に使用したスキムミルクは、牛乳から水分と脂肪分を抜いて粉末にしたもの。たんぱく質とカルシウムは牛乳とほぼ同じですが、エネルギーは半分になるのでダイエットや、アスリートの栄養補給に人気です。

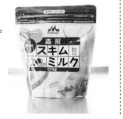

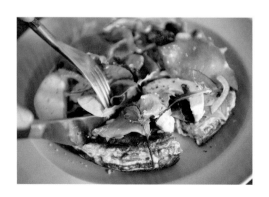

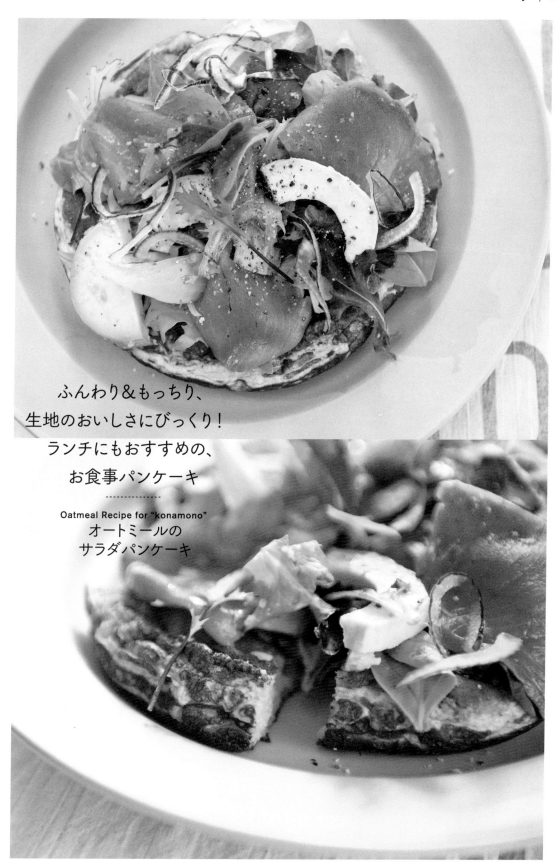

ふんわり＆もっちり、
生地のおいしさにびっくり！
ランチにもおすすめの、
お食事パンケーキ

Oatmeal Recipe for "konamono"
オートミールの
サラダパンケーキ

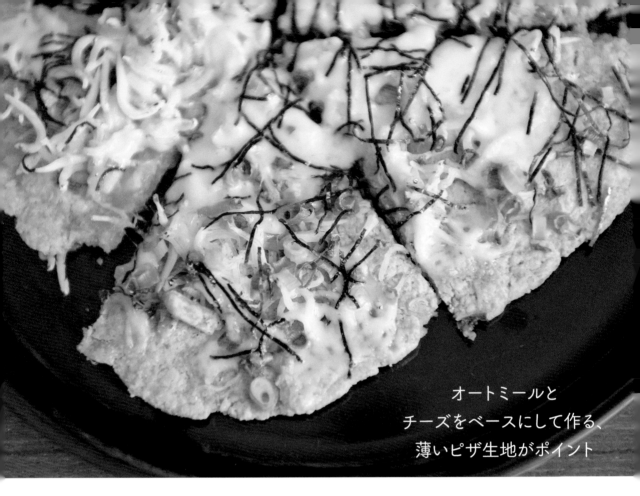

オートミールと
チーズをベースにして作る、
薄いピザ生地がポイント

オートミールの
カリカリ和風ピザ

1人分	糖質	エネルギー	食物繊維
	18.8 g	**247** kcal	**4.7** g

材料（2人分）

Quick oats

オートミール（クイックオーツ）… 60g

A	粉チーズ … 10g	B	ピザ用チーズ
	塩 … ひとつまみ		… 30g
	オリーブ油		しらす干し … 20g
	… 小さじ1		刻みのり … 10g
	水 … 大さじ3〜4		細ねぎの小口切り
オリーブ油 … 小さじ1			…適量

Cooking *Memo*

粉状にしたオートミールに加える水
の量は、様子を見ながらかげんして
ください。耳たぶくらいのかたさに
なるのが目安です。

作り方

① オートミールはフードプロセッサーで粉
状にし、**A**を加えてまぜ、生地を作る。

② 大きめに切ったクッキングシートを2枚
用意して**1**をはさみ、めん棒などで直径
20cmほどに丸く平らにのばす。

③ フライパンにオリーブ油を熱し、**2**のシ
ートをはがしてのせ、2分ほど焼く。上
下を返し、さらに2分焼いてとり出す。

④ トースターの天板にのせ、**B**を散らし、
チーズがとけてこんがりするまで焼く。

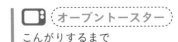 オーブントースター

こんがりするまで

卵とハムのオートミールガレット

材料（2人分）

Quick oats

1人分	糖質	エネルギー	食物繊維
	24.6 g	376 kcal	4.0 g

オートミール（クイックオーツ） … 80g

A | 卵 … 1個
　| オリーブ油 … 小さじ2
　| 塩 … ひとつまみ
　| 水 … 1カップ

ロースハム … 2枚
カッテージチーズ … 30g
オリーブ油 … 小さじ2
ベビーリーフ … 20g
温泉卵 … 2個
塩、こしょう … 各少々

作り方

① オートミールはフードプロセッサーで粉状にし、**A**を加えてまぜ合わせる。

② フライパンにオリーブ油小さじ1を熱し、**1**を1/2量流し入れる。3分ほど焼き、上下を返し、ロースハム1枚、カッテージチーズの1/2量をのせ、さらに3分ほど焼く。残りも同様に焼く。

③ 器に盛って端を折り、ベビーリーフ、温泉卵をのせ、塩、こしょうを振る。

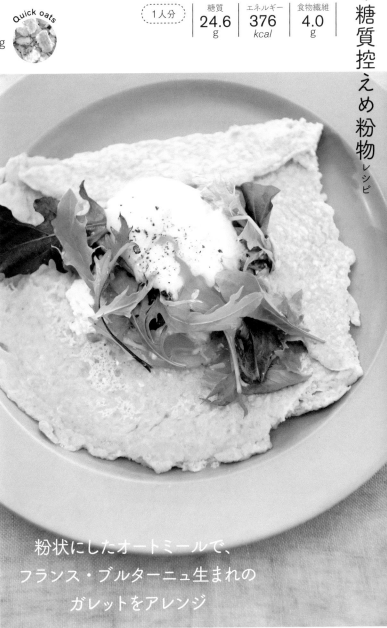

粉状にしたオートミールで、
フランス・ブルターニュ生まれの
ガレットをアレンジ

Healthy memo

血糖値が上がりにくいオートミールをフードプロセッサーで粉状にして使うのがポイント。粉のこまかさは好みですが、あらびきがおすすめです。

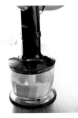 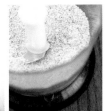

オートミールの
豚玉お好み焼き

糖質	エネルギー	食物繊維
33.8 g	473 kcal	5.6 g

材料（2人分）

オートミール
（クイックオーツ）… 60g

Quick oats

A｜キャベツ … 150g
　｜山いも … 100g
　｜さくらえび … 10g
　｜卵 … 2個
　｜だし … 1カップ
サラダ油 … 大さじ1
豚ロース薄切り肉 … 80g
お好み焼きソース … 大さじ2
マヨネーズ
（あればカロリーハーフタイプ）
　… 大さじ1
B｜青のり … 小さじ2
　｜削り節 … 5g
紅しょうが … 20g

準備

・キャベツは細切りにする。
・山いもはすりおろす。

作り方

1　ボウルにオートミール、Aを入れてまぜ合わせる。

2　フライパンにサラダ油大さじ1/2を熱し、1の1/2量を流し入れる。豚肉の半量を広げてのせ、3分ほど焼く。

3　焼き色がついたら上下を返し、両面に焼き色をつける。同様にもう1枚焼く。

仕上げ

器に盛ってお好み焼きソース、マヨネーズをしぼり、Bを振って紅しょうがを添える。

Healthy memo

お好み焼きに使う小麦粉の一般的な分量は、1人分50g（糖質は約37g）なのに対し、オートミールなら30g（糖質は約18g）に抑えられます。しかもオートミールは満腹感が長つづきするのもメリット！

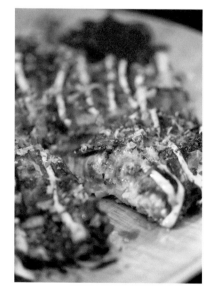

オートミールの

糖質控えめ 粉物

オートミールで作る生地は
味わいも食感も
見た目もいつものお好み焼きなのに、
ヘルシーさはアップ

Oatmeal Recipe for "konamono"

オートミールの豚玉お好み焼き

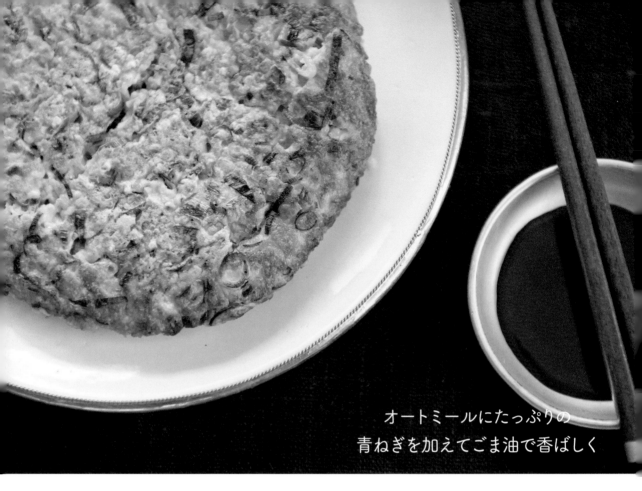

オートミールにたっぷりの
青ねぎを加えてごま油で香ばしく

オートミールの ねぎ焼き

1人分		
糖質 26.5 g	エネルギー 276 kcal	食物繊維 4.7 g

材料（2人分）

オートミール（クイックオーツ）… 60g

Quick oats

A｜青ねぎ（あれば九条ねぎ）… 100g
　｜山いも … 100g
　｜卵 … 2個
　｜だし … 3/4カップ
　｜塩 … 小さじ1/2
ごま油 … 小さじ2
ポン酢しょうゆ … 適量

準備

・青ねぎは小口切りにする。
・山いもはすりおろす。

作り方

① ボウルにオートミール、**A**を入れてまぜ合わせる。

② フライパンにごま油小さじ1を熱し、**1**の1/2量を流し入れる。3分ほど焼いて焼き色がついたら上下を返し、両面に焼き色をつける。残りも同様に焼く。

③ 器に盛り、ポン酢しょうゆを添える。

Ingredient Memo

キャベツが入るお好み焼きとは違い、ねぎを大量に使用するのがねぎ焼き。本場大阪では、緑の部分が長い青ねぎを使うのが主流です。手に入れば、やわらかな食感の九条ねぎがおすすめ。

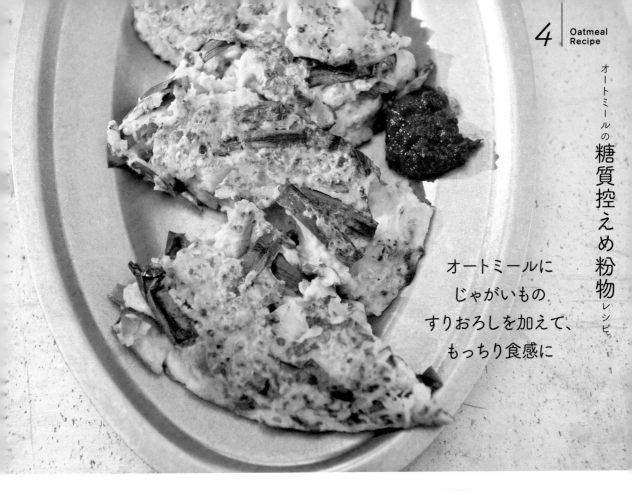

オートミールの糖質控えめ粉物レシピ

オートミールに
じゃがいもの
すりおろしを加えて、
もっちり食感に

オートミールの海鮮チヂミ

1人分		
糖質	エネルギー	食物繊維
34.1 g	**360** kcal	**4.7** g

材料（2人分）

Quick oats

オートミール（クイックオーツ） … 60g

じゃがいも … 200g

A 卵 … 2個

　 にら … 50g

　 シーフードミックス … 100g

　 鶏ガラスープのもと … 小さじ1

　 塩 … 小さじ1/3

　 水 … 1/2カップ

ごま油 … 大さじ1

豆板醤（またはしょうゆ）… 適量

準備

・にらは3㎝幅に切る。

・シーフードミックスは冷凍の場合は解凍し、
　水けをきる。

作り方

1 ボウルにオートミールを入れ、じゃがいもをすりおろしながら加え、**A**を加えてまぜ合わせる。

2 フライパンにごま油を熱し、**1**を流し入れて3分ほど焼く。焼き色がついたら上下を返し、両面に焼き色をつける。

3 食べやすく切って器に盛り、豆板醤を添える。

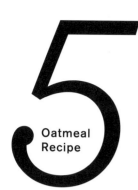

5

Oatmeal Recipe

オートミールの
太らない
おやつ レシピ

小麦粉をいっさい使わずに、
血糖値の上がりにくい
オートミールで作ります。
糖質が低めで栄養価が高い、
ギルトフリーなスイーツ

ナッツ&ドライフルーツの
オートミールバー

全量	糖質	エネルギー	食物繊維
	174.5 g	1286 kcal	21.4 g

材料（13×15×4cmの流し缶1台分）

オートミール
（クイックオーツ）… 100g Quick oats

ココナッツオイル … 15g

A｜ナッツ（アーモンド、クルミなど）
　… 50g
　ドライフルーツ
　（いちじく、レーズンなど）… 100g
　はちみつ … 50g

準備

・ナッツはあらく砕く。
・ドライフルーツは5mm角程度に切る。

作り方

1. フライパンにココナッツオイル、オートミールを入れて熱し、オイルがオートミール全体になじむまでいため、火を止める。

2. Aを加えて木べらなどでよくまぜ、あら熱がとれたら、手でよくねり合わせる。

3. 流し缶（または耐熱のバット）にクッキングシートを敷いて2を入れ、上にもシートをのせ、フライ返しなどでギュッと押さえて表面を平らにならす。

4. 180度に予熱したオーブンで15分ほど焼く。完全に冷めたら流し缶からとり出し、6〜8等分のバー状に切り分ける。

｜ 🍳 （オーブン） 180度 15分 ｜

Cooking
Memo

生地がくっつかないようにクッキングシートをのせて、フライ返しなどで力を入れてギュッギュッと押し固めます。こうすると仕上がりがくずれにくくなり、切り分けるときもスムーズ。

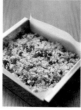 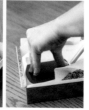

Healthy memo

ココナッツオイルに含まれる中鎖脂肪酸は、すばやくエネルギーになるため、脂肪として蓄積されにくいといわれています。甘い香りが特徴的。

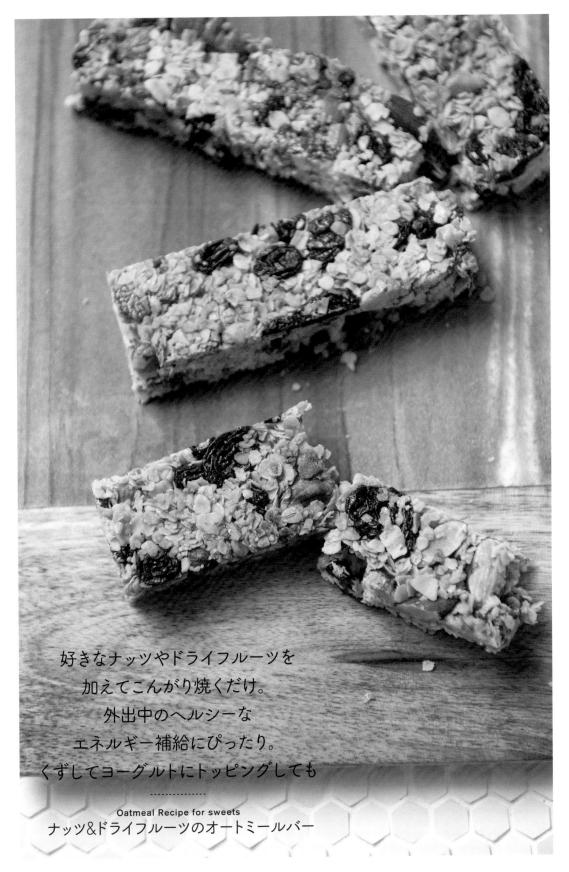

オートミールの **太らないおやつ** レシピ

好きなナッツやドライフルーツを
加えてこんがり焼くだけ。
外出中のヘルシーな
エネルギー補給にぴったり。
くずしてヨーグルトにトッピングしても
- - - - - - - - - - - -
Oatmeal Recipe for sweets
ナッツ＆ドライフルーツのオートミールバー

オートミールとバナナのココアボール

1個分

糖質	エネルギー	食物繊維
10.9 g	66 kcal	1.2 g

材料（6個分）

Quick oats

オートミール
（クイックオーツ）… 60g

A｜スキムミルク … 30g
｜バナナ … 1本（100g）

ココアパウダー … 小さじ2

作り方

1 ボウルにオートミール、**A**を入れ、バナナをつぶしながらまぜ合わせる。

2 6等分して丸め、冷蔵室に半日ほどおいてなじませる。

3 仕上げにココアパウダーをまぶす。

トリュフチョコのように見えて、
オートミール＆バナナの
もっちり濃厚な食感

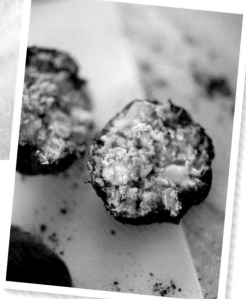

Healthy memo

オートミール×バナナは腸活におすすめの組み合わせ。オートミールの食物繊維とバナナに含まれるオリゴ糖とが組み合わさることで、善玉菌がふえ、腸内環境がととのいます。

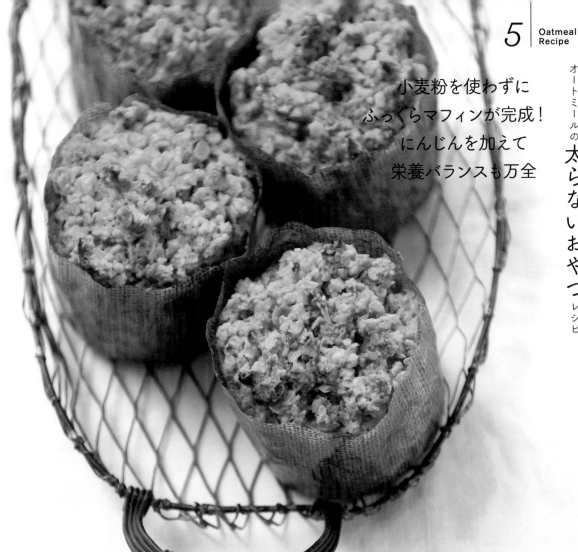

オートミールの**太らないおやつ**レシピ

小麦粉を使わずに
ふっくらマフィンが完成！
にんじんを加えて
栄養バランスも万全

オートミールの キャロット マフィン

1個分	糖質	エネルギー	食物繊維
	27.8 g	**263** kcal	**3.5** g

材料（直径6.5cmのマフィンカップ4個分）

オートミール
（クイックオーツ）… 120g *Quick oats*

A｜ にんじんのすりおろし
　　　… 120g
　　卵 … 2個
　　甜菜糖（なければはちみつ）… 30g
　　オリーブ油 … 30g
　　ベーキングパウダー … 小さじ2

作り方

1. ボウルにオートミール、Aを入れてまぜ合わせる。

2. マフィンカップに1を等分に入れ、180度に予熱したオーブンで15〜20分焼く。

🔲 オーブン 180度 15〜20分

Healthy memo

甜菜糖は「サトウダイコン」から作られる甘味料です。精製された上白糖にはないミネラルや、腸活に役立つオリゴ糖が含まれているのが特徴。また、甘味料の中でも血糖値の上昇がおだやかといわれています。

オートミールの
ココナッツ
ジンジャークッキー

1枚分

糖質	エネルギー	食物繊維
13.4 g	135 kcal	1.6 g

ソフトクッキーのような食感に、
しょうがの香りが新鮮！

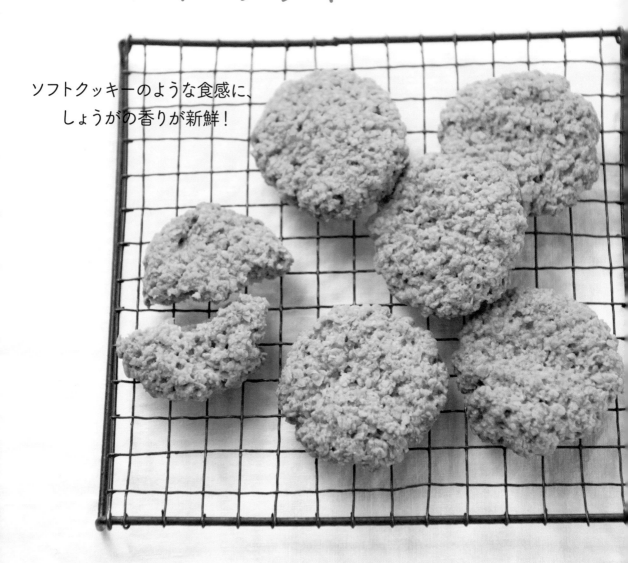

材料（直径約7cm・6枚分）

オートミール（クイックオーツ）… 100g

A | 卵 … 1個
  | ココナッツオイル … 30g
  | メープルシロップ … 30g
  | ジンジャーパウダー … 小さじ1/2

作り方

1 ボウルにオートミール、**A**を入れてまぜ
合わせる。

2 6等分して平たい円形にし、クッキング
シートを敷いた天板に並べる。170度に
予熱したオーブンで20分ほど焼く。

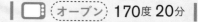 オーブン 170度 20分

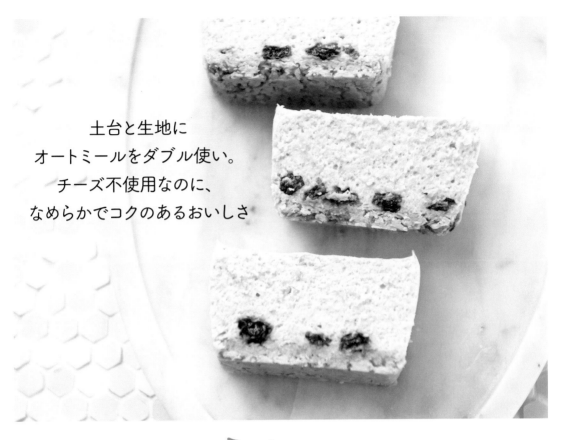

オートミールの**太らないおやつ**レシピ

土台と生地に
オートミールをダブル使い。
チーズ不使用なのに、
なめらかでコクのあるおいしさ

オートミールととうふの
レアチーズケーキ風

全量

糖質	エネルギー	食物繊維
141.4 g	936 kcal	12.5 g

材料（18×9×6cmのパウンド型1台分）

オートミール
（クイックオーツ）… 30g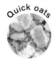

ココナッツオイル … 10g

はちみつ … 15g

レーズン … 15g

A｜オートミール
　（クイックオーツ）… 90g
　絹ごしどうふ
　（または充填どうふ）… 200g
　レモン汁 … 20g
　はちみつ … 50g
ゼラチン … 5g

作り方

1. フライパンにココナッツオイル、オートミールを入れて熱し、オイルがオートミール全体になじむまでいためる。火を止め、はちみつを加えてねりまぜる。

2. パウンド型にクッキングシートを敷き、**1**を入れて平らにならし、レーズンを散らす。

3. フードプロセッサーに**A**のオートミールを入れてこまかく砕き、残りの**A**を加えてさらにまぜ合わせる。

4. ゼラチンを水大さじ2でふやかしたあと電子レンジで30秒ほど加熱してとかし、**3**にまぜる。**2**の型に流し入れ、冷蔵室で冷やし固め、食べやすく切る。

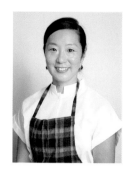

料理

牛尾理恵
うしお・りえ

料理研究家、栄養士、フードコーディネーター。手間は最小限でおいしく、忙しい人でも無理なく作れる、おしゃれでバランスのよい料理に定評がある。自身も糖質オフで10kgのダイエットに成功した経験を持つ。著書に『作業10分！低温調理器で、お店レベルのとろけるrecipe』『ぜ〜んぶ入れてスイッチ「ピ！」炊飯器で魔法のレシピ100』（ともに主婦の友社）、『燃える！美やせスープ』（学研プラス）ほか。

監修

松生恒夫
まついけ・つねお

松生クリニック院長。医学博士。東京慈恵会医科大学第三病院、松島病院大腸肛門病センターなどを経て開業。便秘外来を設け、30年間で4万人以上の腸をみてきた「腸のエキスパート」。『大丈夫！何とかなります 腸内環境は改善できる』（主婦の友社）、『スッキリ解決！腸のお悩みＱ＆Ａ』（海竜社）、『血糖値は「腸」で下がる』（森豊共著・青春出版社）ほか、著書多数。

Staff

撮影	千葉 充
スタイリング	諸橋昌子
デザイン	細山田光宣+奥山志乃
	（細山田デザイン事務所）
栄養計算	スタジオ食
料理アシスタント	上田浩子、高橋佳子
撮影協力	UTUWA
構成・文	大嶋悦子
編集担当	佐々木めぐみ（主婦の友社）

オートミール ヘルシー＆ダイエットレシピ

2021年 8月31日　第1刷発行
2021年10月20日　第3刷発行

著　者	牛尾理恵
発行者	平野健一
発行所	株式会社主婦の友社
	〒141-0021
	東京都品川区上大崎3-1-1
	目黒セントラルスクエア
	電話　03-5280-7537（編集）
	03-5280-7551（販売）
印刷所	大日本印刷株式会社

■本書の内容に関するお問い合わせ、また、印刷・製本など製造上の不良がございましたら、主婦の友社（電話03-5280-7537）にご連絡ください。
■主婦の友社が発行する書籍・ムックのご注文は、お近くの書店か主婦の友社コールセンター（電話0120-916-892）まで。
＊お問い合わせ受付時間
月〜金（祝日を除く）9：30〜17：30

主婦の友社ホームページ https://shufunotomo.co.jp/